Manual de Condutas e Práticas Fisioterapêuticas em Cuidados Paliativos Oncológicos da ABFO

Thieme Revinter

Manual de Condutas e Práticas Fisioterapêuticas em Cuidados Paliativos Oncológicos da ABFO

Janete Maria da Silva
Carla Marzullo Plens
Ellen Protzner Morbeck
Larissa Louise Campanholi
Liliana Tsai
Tânia Tonezzer

COORDENADORA
Janete Maria da Silva

REVISORA E EDITORA
Samantha Karlla Lopes de Almeida Rizzi

Thieme
Rio de Janeiro • Stuttgart • New York • Delhi

Dados Internacionais de Catalogação na Publicação (CIP)

SI586m

Silva, Janete Maria da
  Manual de Condutas e Práticas Fisioterapêuticas em Cuidados Paliativos Oncológicos da ABFO/ Janete Maria da Silva et al. – 1. Ed. – Rio de Janeiro – RJ: Thieme Revinter Publicações, 2021.

  184 p.: il; 14 x 21 cm.
  Inclui Índice Remissivo e Bibliografia
  ISBN   978-65-5572-074-7
  eISBN 978-65-5572-075-4

  1. Fisioterapia. 2. Cuidados Paliativos. 3. Oncologia. I. Título

CDD: 615.82
CDU: 615.8:616-006

Contato com a autora:
Janete Maria da Silva
jmscienciaesaude@gmail.com

© 2021 Thieme. All rights reserved.

Thieme Revinter Publicações Ltda.
Rua do Matoso, 170
Rio de Janeiro, RJ
CEP 20270-135, Brasil
http://www.ThiemeRevinter.com.br

Thieme USA
http://www.thieme.com

Design de Capa: © Thieme
Créditos Imagem da Capa: imagem da capa combinada pela Thieme usando as imagens a seguir:
Silhouette Family © kjpargeter/br.freepik.com
World Cancer Day © freepik/br.freepik.com

Impresso no Brasil por Forma Certa Gráfica Digital Ltda.
5 4 3 2 1
ISBN 978-65-5572-074-7

Também disponível como eBook:
eISBN 978-65-5572-075-4

Nota: O conhecimento médico está em constante evolução. À medida que a pesquisa e a experiência clínica ampliam o nosso saber, pode ser necessário alterar os métodos de tratamento e medicação. Os autores e editores deste material consultaram fontes tidas como confiáveis, a fim de fornecer informações completas e de acordo com os padrões aceitos no momento da publicação. No entanto, em vista da possibilidade de erro humano por parte dos autores, dos editores ou da casa editorial que traz à luz este trabalho, ou ainda de alterações no conhecimento médico, nem os autores, nem os editores, nem a casa editorial, nem qualquer outra parte que se tenha envolvido na elaboração deste material garantem que as informações aqui contidas sejam totalmente precisas ou completas; tampouco se responsabilizam por quaisquer erros ou omissões ou pelos resultados obtidos em consequência do uso de tais informações. É aconselhável que os leitores confirmem em outras fontes as informações aqui contidas. Sugere-se, por exemplo, que verifiquem a bula de cada medicamento que pretendam administrar, a fim de certificar-se de que as informações contidas nesta publicação são precisas e de que não houve mudanças na dose recomendada ou nas contraindicações. Esta recomendação é especialmente importante no caso de medicamentos novos ou pouco utilizados. Alguns dos nomes de produtos, patentes e design a que nos referimos neste livro são, na verdade, marcas registradas ou nomes protegidos pela legislação referente à propriedade intelectual, ainda que nem sempre o texto faça menção específica a esse fato. Portanto, a ocorrência de um nome sem a designação de sua propriedade não deve ser interpretada como uma indicação, por parte da editora, de que ele se encontra em domínio público.

Todos os direitos reservados. Nenhuma parte desta publicação poderá ser reproduzida ou transmitida por nenhum meio, impresso, eletrônico ou mecânico, incluindo fotocópia, gravação ou qualquer outro tipo de sistema de armazenamento e transmissão de informação, sem prévia autorização por escrito.

DEDICATÓRIA

Dedicamos esta obra a todos os fisioterapeutas que buscam, dia a dia, enaltecer a importância da Fisioterapia nos Cuidados Paliativos e na Oncologia.

Dedicamos a todos os pacientes oncológicos, que são nossa força motriz. Dedicamos às nossas famílias, pelo apoio e compreensão, rotineiras, quando assumimos empreitadas profissionais em prol da melhor assistência, ensino e pesquisa na área.

AGRADECIMENTOS

Agradecemos, primeiramente, a Deus pela oportunidade de concretizar uma obra tão importante para a Fisioterapia em Oncologia e Cuidados Paliativos.

Agradecemos a Associação Brasileira de Fisioterapia em Oncologia (ABFO) pela iniciativa, pelo apoio e pioneirismo na elaboração desta obra.

Agradecemos as renomadas autoras por transmitirem sua *expertise* de forma tão especial.

Agradecemos aos pacientes, familiares e equipes multidisciplinares que nos fazem ser melhores profissionais e pessoas.

PREFÁCIO

Entendem-se os Cuidados Paliativos como uma abordagem diferenciada em saúde, mas ainda sim essencial para a manutenção da dignidade humana, mesmo em face de situações bastante complexas e graves. O Cuidado Paliativo avalia e cuida da pessoa que quer viver e ser feliz apesar da doença. Essa não é uma tarefa fácil ao profissional de saúde, e o fisioterapeuta não está excluído dessa perspectiva. O caminho para isso é abordar o sofrimento em suas diversas faces: física (p. ex.: dor tumoral), psicológica (p. ex.: medo de morrer), social (p. ex.: perda de autonomia) ou ainda espiritual (p. ex.: afastamento do propósito de viver). Todo esse sofrimento é comum na doença oncológica e precisa ser abordado de forma efetiva.

Apesar de os Cuidados Paliativos não se restringirem à doença oncológica, é importante considerar a relevância nesse contexto. Minha área de atuação é justamente nas doenças não oncológicas, mas precisei na minha prática me aproximar muito desse campo. Dizem que é de bom tom "dançar com quem te levou ao baile" e foi assim nos Cuidados Paliativos. Foi a oncologia que exaltou a importância de abordar o sofrimento das pessoas, e são nas doenças oncológicas que temos a maior parte das evidências em Cuidados Paliativos. Isso me empodera a dizer que um fisioterapeuta no campo da oncologia, quando desenvolve competências em Cuidados Paliativos, poderá ofertar uma prática muito mais bem orientada, pois conseguirá trazer as intervenções mais adequadas a cada situação clínica do paciente.

A Fisioterapia, com toda sua abordagem sobre o movimento e função, tem diversas intervenções para oferecer cuidado frente à amplitude do sofrimento humano, mas para isso é preciso personalizar o cuidado. A prática com base em evidências pressupõe três princípios: i. a experiência clínica; ii. o uso da melhor evidência científica disponível e iii. as preferências e valores dos pacientes. Nos Cuidados Paliativos, este último pilar é o ponto-chave do cuidado, e ter a habilidade de integrar as evidências científicas e a própria experiência clínica dentro daquilo que é relevante ao paciente é o que diferencia o profissional que trabalha nesse campo.

Por esse motivo, este livro tem o objetivo de proporcionar aos leitores caminhos para construir a atenção fisioterapêutica no contexto de Cuidados Paliativos oncológicos. Posso dizer, na minha experiência, que ele atingiu essa meta lindamente. Os capítulos do livro irão te guiar a uma prática mais humana nos pacientes com doença oncológica, mas ainda assim igualmente com base na racionalidade científica. As autoras, todas com vasta experiência, foram muitas vezes o ombro onde se apoiaram diversos profissionais quando se construíram como paliativistas, eu incluso. Espero que com este livro vocês possam também usufruir dessa experiência e tornarem-se melhores profissionais em favor de um cuidado em saúde centrado no paciente.

Juliano Ferreira Arcuri
Mestre e Doutor em Fisioterapia, com pesquisa focada em Cuidados Paliativos
Docente dos Cursos de Fisioterapia da Universidade Federal de
São Carlos (UFSCar) e da UNIMOGI
Coordenador do Comitê de Fisioterapia da Academia Nacional de Cuidados Paliativos

COLABORADORES

CARLA MARZULLO PLENS
Fisioterapeuta
Especialista em Fisioterapia em Oncologia pela Associação Brasileira de Fisioterapia em Oncologia/Conselho Federal de Fisioterapia e Terapia Ocupacional (ABFO/COFFITO)
Especialista em Fisioterapia em Terapia Intensiva do Adulto pela Associação Brasileira de Fisioterapia Cardiorrespiratória e Fisioterapia em Terapia Intensiva/ Conselho Federal de Fisioterapia e Terapia Ocupacional (ASSOBRAFIR/COFFITO)
Mestre em Engenharia Biomédica pela Universidade do Vale do Paraíba (Univap)
Aprimoramento em Fisioterapia Hospitalar pela Fundação do Desenvolvimento Administrativo (Fundap)
Especialização em Fisioterapia em Oncologia pela Faculdade de Ciências da Saúde do Estado de São Paulo (Facis)
Especialização em Fisiologia do Exercício pela Universidade Federal de São Paulo (Unifesp)
Docente da Pós-Graduação do Núcleo de Estudos Avançados da Pontifícia Universidade Católica de Goiás (PUC Goiás)
Fisioterapeuta do Instituto de Oncologia do Vale do Paraíba
Coordenadora do Serviço de Fisioterapia e Membro do Núcleo de Segurança do Paciente do Hospital Pio XII de São José dos Campos

ELLEN PROTZNER MORBECK
Fisioterapeuta
Especializada em Fisioterapia em Oncologia pelo Hospital Pérola Byington e pela Faculdade de Ciências da Saúde do Estado de São Paulo (Facis)
Especializada em Cuidados Paliativos pelo Hospital Sírio-Libanês
Coordenadora da Fisioterapia do Hospital DF STAR, DF
Membro do Time de Cuidados Paliativos e do Comitê de Bioética do Hospital DF STAR, DF
Coordenadora da Oncologia Qualifisio, DF
Coordenadora da Pós-Graduação de Fisioterapia em Oncologia pelo Interfisio Brasília
Membro da Gestão: 2017-2021 da Associação Brasileira de Fisioterapia em Oncologia (ABFO)

JANETE MARIA DA SILVA
Fisioterapeuta
Especialista em Fisioterapia em Gerontologia pela Associação Brasileira de Fisioterapia em Gerontologia/Conselho Federal de Fisioterapia e Terapia Ocupacional (ABRAFIGE/COFFITO)
Especialista em Fisioterapia em Terapia Intensiva do Adulto pela Associação Brasileira de Fisioterapia Cardiorrespiratória e Fisioterapia em Terapia Intensiva/Conselho Federal de Fisioterapia e Terapia Ocupacional (ASSOBRAFIR/COFFITO)
Mestre em Ciências da Reabilitação pela Faculdade de Medicina da Universidade de São Paulo (FMUSP)
Fisioterapeuta e Responsável Técnica na Empresa JMDS Reabilitação Integrada, SP
Docente do Centro Universitário São Camilo, SP
Docente do Instituto Paliar
Membro do Comitê de Fisioterapia da Academia Nacional de Cuidados Paliativos (ANCP) – Gestão: 2018-2020

LARISSA LOUISE CAMPANHOLI
Fisioterapeuta
Especialista em Fisioterapia em Oncologia pela Associação Brasileira de Fisioterapia em Oncologia/Conselho Federal de Fisioterapia e Terapia Ocupacional (ABFO/COFFITO)
Mestre e Doutora em Oncologia pela A. C. Camargo Cancer Center, SP
Pós-Graduada em Fisioterapia Cardiorrespiratória pelo CBES
Fisioterapeuta no Instituto Sul Paranaense de Oncologia (Membro da Equipe Multidisciplinar de Cuidados Paliativos – EMCP)
Fisioterapeuta da Clínica Believe, PR
Membro do Comitê de Fisioterapia da Academia Nacional de Cuidados Paliativos (ANCP) – Gestão: 2018-2020
Docente no Centro de Ensino Superior dos Campos Gerais (CESCAGE) – Disciplina de Cuidados Paliativos e Fisioterapia em Oncologia

LILIANA YU TSAI
Fisioterapeuta
Mestre em Reabilitação pela Universidade Federal de São Paulo (Unifesp)
Coordenadora do Serviço de Fisioterapia Motora do Instituto de Oncologia Pediátrica da Universidade Federal de São Paulo (IOP-Graacc/Unifesp)

SAMANTHA KARLLA LOPES DE ALMEIDA RIZZI
Fisioterapeuta
Especialista em Fisioterapia em Oncologia pela Associação Brasileira de Fisioterapia em Oncologia/Conselho Federal de Fisioterapia e Terapia Ocupacional (ABFO/COFFITO)
Especialista em Fisioterapia em Saúde da Mulher pela Associação Brasileira de Fisioterapia em Saúde da Mulher/Conselho Federal de Fisioterapia e Terapia Ocupacional (ABRAFISM/COFFITO)
Doutora e Mestre em Ciências da Saúde pelo Programa de Pós-Graduação em Medicina (Ginecologia) da Universidade Federal de São Paulo (Unifesp)
Coordenadora da Especialização de Fisioterapia em Ginecologia da Unifesp
Tutora da Fisioterapia e Vice-Coordenadora da Residência Multiprofissional em Oncologia da Unifesp
Fisioterapeuta do Hospital Universitário da Unifesp
Membro da Gestão 2017-2021 da Associação Brasileira de Fisioterapia em Oncologia (ABFO)

TÂNIA TONEZZER
Fisioterapeuta Clínica e uma das Idealizadoras do Onco Movimento
Especialista em Fisioterapia em Oncologia pela Associação Brasileira de Fisioterapia em Oncologia/Conselho Federal de Fisioterapia e Terapia Ocupacional (ABFO/COFFITO)
Mestre em Ciências da Reabilitação pela Faculdade de Medicina da Universidade de São Paulo (FMUSP)
Especializada em Linfoterapia e em Cuidados Paliativos
Coordenadora do Serviço de Fisioterapia Oncológica da Associação Bragantina de Combate ao Câncer (ABCC)
Pós-Graduada em Oncologia pelo Hospital Albert Einstein
Pós-Graduada em Fisioterapia em Oncologia pelo Hospital Pérola Byington e pela Faculdade de Ciências da Saúde do Estado de São Paulo (Facis)
Membro e Diretora da Associação Brasileira de Fisioterapia em Oncologia (ABFO)
Membro da American Physical Therapy Association (APTA)

SUMÁRIO

1. INTRODUÇÃO AOS CUIDADOS PALIATIVOS 1
   Ellen Protzner Morbeck
2. AVALIAÇÃO DO PACIENTE EM CUIDADOS PALIATIVOS 9
   Janete Maria da Silva
3. PLANO DE CUIDADOS 19
   Janete Maria da Silva • Ellen Protzner Morbeck
4. COMUNICAÇÃO DE NOTÍCIAS DIFÍCEIS 25
   Janete Maria da Silva
5. PRINCIPAIS SINTOMAS EM CUIDADOS PALIATIVOS ONCOLÓGICOS 35
   Tânia Tonezzer • Larissa Louise Campanholi
6. RECURSOS TERAPÊUTICOS NO MANEJO DA FADIGA ONCOLÓGICA 39
   Ellen Protzner Morbeck
7. RECURSOS TERAPÊUTICOS PARA O MANEJO DA DISPNEIA 45
   Carla Marzullo Plens
8. RECURSOS TERAPÊUTICOS PARA O MANEJO DA DOR 63
   Tânia Tonezzer • Larissa Louise Campanholi
9. RECURSOS TERAPÊUTICOS PARA O MANEJO DO LINFEDEMA MALIGNO ... 69
   Larissa Louise Campanholi • Tânia Tonezzer
10. PRÁTICAS INTEGRATIVAS E COMPLEMENTARES EM SAÚDE EM CUIDADOS PALIATIVOS 75
    Carla Marzullo Plens
11. PECULIARIDADES DO EXERCÍCIO FÍSICO EM CUIDADOS PALIATIVOS 97
    Tânia Tonezzer • Larissa Louise Campanholi
12. OXIGENOTERAPIA 103
    Carla Marzullo Plens

13 VENTILAÇÃO MECÂNICA INVASIVA E NÃO INVASIVA EM
CUIDADOS PALIATIVOS 109
Carla Marzullo Plens

14 EXTUBAÇÃO PALIATIVA 117
Carla Marzullo Plens

15 ATUAÇÃO FISIOTERAPÊUTICA NA FASE FINAL DE VIDA 127
Ellen Protzner Morbeck ▪ Tânia Tonezzer

16 CUIDADOS PALIATIVOS EM ONCOLOGIA PEDIÁTRICA 133
Liliana Yu Tsai

17 ASSISTÊNCIA FISIOTERAPÊUTICA AO CUIDADOR 139
Janete Maria da Silva

ANEXOS 143

ÍNDICE REMISSIVO 161

Manual de Condutas e Práticas Fisioterapêuticas em Cuidados Paliativos Oncológicos da ABFO

Thieme Revinter

INTRODUÇÃO AOS CUIDADOS PALIATIVOS

CAPÍTULO 1

Ellen Protzner Morbeck

"Ainda que não se possa curar, sempre é possível cuidar."
Cicely Saunders

O cuidado paliativo (CP) não é sinônimo de terminalidade, tampouco de fase final de vida. É definido como o cuidado com o sofrimento humano em todas as suas dimensões física, psicossocial, familiar e espiritual diante uma doença que não tem cura. Aqui, o cuidado é centrado nas necessidades reais do paciente e de sua família. É pautado na humanização, acolhendo as angústias do ser humano diante da fragilidade do corpo, da mente e do espírito.[1]

Nesta obra, embora o foco principal seja a Oncologia, não podemos ignorar que este paciente pode vir acompanhado de outras comorbidades. São muitos os desafios diários frente ao cuidado de um paciente com câncer e em sofrimento.

A Fisioterapia cuida da saúde física, do movimento humano, preservando e mantendo a funcionalidade, portanto, fazendo parte deste contexto. No entanto, para uma adequada abordagem, precisamos entender primeiramente o contexto histórico do CP, seguido de sua definição, princípios, legislação, critérios de elegibilidade e o sofrimento humano, para então, depois do entendimento de todas essas premissas do CP, conseguirmos começar a praticá-lo com sabedoria.

HISTÓRIA DOS CPs

O CP tem sua história inicial no cuidado prestado aos viajantes oriundos da Ásia, África e países do Leste que se hospedavam em *hospices*, abrigos destinados a recebê-los. O relato mais antigo é do século V, onde Fabíola, discípula de São Jerônimo, cuidava destas pessoas. Desta forma o CP e o *hospice* se confundem historicamente. Provavelmente, porque, no século XIX, os *hospices* passaram a ter uma característica hospitalar.[1]

Em 1947, a médica Cicely Saunders, formada recentemente como Assistente Social e em formação de enfermagem, inicia o Movimento *Hospice*

Moderno por meio de um paciente que recebeu uma colostomia paliativa em decorrência de um carcinoma de reto inoperável. Cicely o visitou até sua morte, desenvolvendo com ele longas conversas. Este foi o ponto de partida para um novo olhar no cuidado. Em 1967, foi fundado o "Saint Christopher's Hospice", cuja estrutura foi direcionada para cuidado de doentes e para desenvolvimento de ensino e pesquisa.[2]

Em 1970, há o encontro de Cicely Saunders e Elisabeth Kluber-Ross nos Estados Unidos, fazendo com que o movimento *hospice* crescesse no país.[2]

Já, em 1982, o Comitê de Câncer da Organização Mundial da Saúde (OMS) cria um grupo para definir políticas de alívio da dor e os cuidados realizados em *hospices* para pacientes oncológicos, com o objetivo de estabelecer recomendações mundiais. Neste mesmo ano, o termo Cuidado Paliativo, já usado no Canadá, passa a ser adotado pela OMS, pois o termo *hospice* apresentava dificuldade de tradução em diversos idiomas.[1]

O início do CP no Brasil data da década de 1980. No entanto, somente a partir do ano 2000, apresentou um ativo crescimento por meio da consolidação de serviços já existentes. Atualmente, a cada dia surgem novas iniciativas, contudo ainda temos muito a crescer em comparação a outros países. Nosso maior desafio é firmar um compromisso, juntos no mesmo propósito, de construirmos um futuro promissor com o CP acessível a todos os brasileiros.[1]

DEFINIÇÃO

A definição de CP foi publicada, primeiramente, em 1990 pela OMS e sofreu algumas reformulações, sendo a última em 2017:[3]

> *"Cuidado Paliativo é uma abordagem que promove a qualidade de vida de pacientes, crianças, adultos ou idosos, e seus familiares, que enfrentam doenças que ameacem a continuidade da vida, através da prevenção e alívio do sofrimento. Requer a identificação precoce, avaliação e tratamento da dor e outros problemas de natureza física, psicossocial e espiritual."*

No segundo semestre de 2020, a International Association for Hospice and Palliative Care (IAHPC) publicou uma nova definição: "*Os Cuidados Paliativos são cuidados holísticos ativos, ofertados a pessoas de todas as idades que se encontram em intenso sofrimento relacionado à sua saúde, proveniente de doença grave, especialmente aquelas que estão no final da vida. O objetivo dos Cuidados Paliativos é, portanto, melhorar a qualidade de vida dos pacientes, de suas famílias e de seus cuidadores.*"[4]

O cuidado baseia-se em princípios e não em protocolos. É fundamentado na doença que ameaça a vida, e não na terminalidade. Além disto, é iniciado desde o diagnóstico, na possibilidade ou não de tratamento modificador de doença. Desta forma, a ideia de "não ter mais nada o que fazer" é obsoleta, e deve ser desconstruída, enquanto a espiritualidade deve ser incluída nas dimensões do cuidado do ser humano. A família também faz parte deste processo.

PRINCÍPIOS

O CP tem princípios focados no ser humano.

Foram definidos como princípios do CP:[5]

- Promoção de alívio da dor e outros sintomas que levam ao sofrimento.
- Afirmar a vida e ver a morte como um processo natural.
- Não antecipar e nem postergar a morte.
- Integrar aspectos psicológicos e espirituais no cuidado.
- Oferecer um sistema de suporte para ajudar o paciente a viver o mais ativo possível até a morte.
- Oferecer um sistema de suporte para a família enfrentar, entender e organizar-se em todo processo da doença e de luto.
- Ter uma equipe multiprofissional para atender todas as necessidades do paciente e de sua família.
- Promover qualidade de vida em toda evolução da doença.
- Incluir o CP precoce desde o diagnóstico em conjunto com tratamentos modificadores da doença.

A **Figura 1-1** apresenta um gráfico proposto pela OMS para mostrar a coassistência que deve ser ofertada a pacientes em CP ao longo de todo curso de evolução da doença. Na fase final de vida, em que o tratamento modificador de doença se torna refratário, os CPs são exclusivos. A assistência estende-se à família e cuidadores no período após o falecimento do paciente.

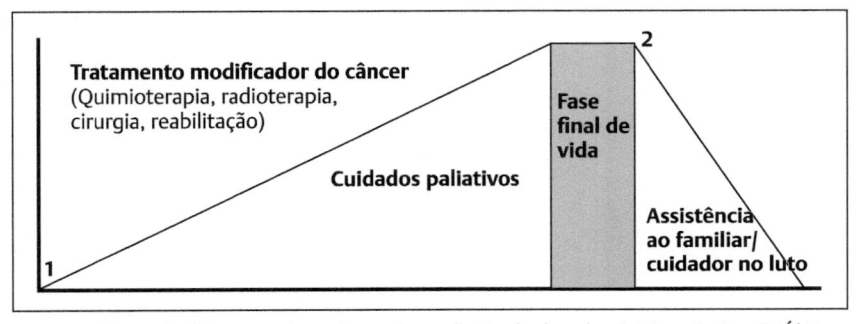

Fig. 1-1. Oferta de CPs em todas as fases de evolução da doença. *1*. Diagnóstico; *2*. Óbito. (Adaptada de American Academy of Hospice and Palliative Medicine, 2004.[6])

- Inclusão de manejo de complicações da doença e tratamento que gerem sofrimento.

CRITÉRIOS DE ELEGIBILIDADE PARA O CP

A definição dos critérios de elegibilidade, talvez, seja um dos maiores desafios da equipe transdisciplinar no cuidado com paciente oncológico. É necessária uma avaliação precisa e a utilização de recursos adequados para cada paciente, de acordo com suas peculiaridades, limitações, fase de evolução da doença e do tratamento.

Por causa do amplo conceito de CP, diferentes abordagens podem ser oferecidas para cada fase do câncer e do tratamento a que o paciente é submetido. *A priori*, todos os pacientes que tenham diagnóstico de câncer, de qualquer idade, em qualquer fase da doença e que apresentem sintomas de sofrimento humano têm indicação de CP. Inicialmente, este paciente deve ser encaminhado à equipe médica especialista e seus assistentes multiprofissionais.

A avaliação é feita a partir de algumas etapas:

Quem é o Paciente?

É fundamental entender o paciente como pessoa por meio do conhecimento de sua biografia, história de vida, idade, suporte social, profissão, estado civil, estrutura familiar, comorbidades, estado nutricional, crenças, valores, hábitos de vida, medos, expectativas de vida, o que gosta de fazer (preferências), hobbies, o que sabe sobre a doença e o que deseja saber.

A aquisição de todas estas informações acerca do paciente depende da participação de toda equipe transdisciplinar para alcançarmos uma visão integrada.

Qual sua Funcionalidade Atual?

A funcionalidade é a capacidade de realização de atividades de vida diária, de tomada de decisão sobre sua vida e a participação no planejamento de seu cuidado. A avaliação é realizada por meio de anamneses e aplicação de escalas de funcionalidade, como a *Palliative Performance Scale* (PPS) (**Anexo 1**). A queda da funcionalidade abrupta no paciente oncológico indica mau prognóstico de doença.

Qual Fase da Doença?

É o registro da doença de base desde a época do diagnóstico, o tratamento realizado, carga de sintomas e complicações relacionadas. Cada fase da doença apresentará uma carga de sintomas a serem avaliados, tanto clinicamente quanto por meio de exames complementares e avaliações de especialistas. Considerando todas as premissas que envolvem o CP, a principal questão não é se há indicação ou não, e, sim, qual a melhor abordagem para o paciente naquele momento, reforçando que a realização de uma avaliação e abordagem criteriosas é que permite a prevenção e alívio do sofrimento do paciente e sua família.

A Academia Nacional de Cuidados Paliativos (ANCP) apresentou algumas condições do paciente que levam à indicação de CP:

- Paciente não candidato à terapia curativa.
- Doença grave e paciente que não queira ser submetido a tratamento de prolongamento de vida.
- Nível inaceitável de dor por mais de 24 horas.
- Sintomas não controlados.
- Sofrimento psicossocial e/ou espiritual não controlado.
- Visitas frequentes, mais de uma vez ao mês, à emergência hospitalar.
- Mais de uma admissão hospitalar pelo mesmo diagnóstico nos últimos 30 dias.
- Internação prolongada sem melhora.
- Internação prolongada em unidade de terapia intensiva.
- Prognóstico reservado documentado pela equipe médica.

LEGISLAÇÃO PROFISSIONAL E BIOÉTICA

Há uma crença de que a prática do CP pode levar a problemas de ordem jurídica e criminal, formulada no desconhecimento e premissas erradas.[7]

Não cabe à justiça apontar uma prática médica ou decidir a sua ilegalidade sem avaliar as circunstâncias, individualmente. As avaliações são feitas pelos documentos da história clínica, prontuário médico e documentos de fé pública.[7]

Cabe aos profissionais que atuam em CP, dentre eles o(a) fisioterapeuta, conhecer conceitos bioéticos básicos para adequada condução do processo de cuidado. Dentre estes conceitos, destacam-se as seguintes definições:

- Ortotanásia é a prática que promove o conforto do paciente sem interferir no tempo da sua morte. Não se utilizam recursos artificiais para acelerar ou adiar a morte. Deixar morrer de forma natural de acordo com a evolução da doença não é matar. A fase final de vida e o processo ativo de morte devem ser diagnosticados e são considerados processos irreversíveis.
- A retirada e não introdução de procedimentos que sustentem a vida é suportada pelo Código de Ética Médica desde 2009, ampliando o dever do médico em evitar tratamentos fúteis e obstinados pela manutenção da vida.
- O respeito à autonomia é preservado aliado à ética por meio de informações completas e contextualizadas sobre seu tratamento e procedimentos no fim da vida. Desta forma, há atenuação do sofrimento na terminalidade. O desejo do paciente sempre é levado em consideração na tomada de decisão.

- Eutanásia é a conduta de interromper a vida de outra pessoa com doença incurável que lhe causam dores e sofrimentos, por piedade, em seu interesse. No Brasil, essa prática é crime pela Constituição Federal.
- Distanásia ou obstinação terapêutica é o prolongamento artificial de vida sem qualquer progresso no estado do paciente que vive em função da tecnologia. É um tratamento fútil, doloso e vai de encontro aos princípios éticos.
- Mistanásia é uma prática de morte dolorosa e antes da hora.

A fundamentação da ética em uma sociedade está pautada na doutrina dos direitos humanos expressada na Declaração Universal dos Direitos Humanos e deve fomentar toda reflexão ética nas ciências da vida.

Em 2005, a Conferência Geral da UNESCO adota a Declaração Universal da Bioética e Direitos Humanos, respeitando e aplicando seus princípios pautados na dignidade humana, protegidos pelos direitos humanos na promoção do respeito pela vida de modo que favoreça a comunicação multidisciplinar sobre todas as questões bioéticas entre todas as partes.[8]

São princípios da Declaração Universal da Bioética e Direitos Humanos:

- Dignidade Humana e Direitos Humanos devem ser respeitados prevalecendo os interesses e bem-estar do indivíduo.
- Beneficência e não maleficência com base na boa prática médica minimizando todos os efeitos nocivos ao indivíduo.
- Autonomia e responsabilidade individual frente à tomada de decisões assumindo a responsabilidade e respeitando a autonomia do outro.
- Consentimento prévio, livre e esclarecido da pessoa de qualquer intervenção médica pautado em uma informação adequada.
- Em pessoas incapazes de exprimir seu consentimento, a intervenção médica deve ser realizada em favor ao interesse da pessoa e nos direitos humanos.
- Respeito a vulnerabilidade humana e integridade pessoal considerando a integridade pessoal dos vulneráveis.
- Vida privada e confidencialidade devem ser respeitadas.
- Igualdade, justiça e equidade em dignidade e direitos.
- Não discriminação e não estigmatização.
- Respeito pela diversidade cultural e pluralismo.
- Solidariedade e cooperação.
- Responsabilidade social e saúde.
- Partilha dos benefícios da saúde.
- Proteção de gerações futuras.
- Proteção do meio ambiente, da biosfera e da biodiversidade.

SOFRIMENTO HUMANO

> *"O sofrimento só é intolerável quando ninguém cuida."*
> Cicely Saunders

Historicamente, discute-se a importância das argumentações acerca do sofrimento humano realizadas por **Victor Frankl, Cicely Saunders e Eric Cassell**. Estes consideram o princípio de que o sofrimento pode ser suportável quando há sentido de vida.[9]

O sofrimento humano pode ser definido como um conjunto abrangente de fenômenos dinâmicos e individuais caracterizados pelo desamparo, desesperança e falta de sentido da vida. A angústia e o desespero estão presentes neste conceito. É ainda um conceito multidimensional e que incorpora uma qualidade indesejável e negativa.[9]

O sofrimento sofre oscilações durante o tratamento de câncer e, quando ele é aliviado, a esperança é recuperada. Não é mera sensação de alerta da dor física ou psicológica, é um sentimento que se direciona para um significado mais íntimo da transcendência. É real, angustiante e não pode ser ignorado.[9]

A avaliação e tratamento do sofrimento envolve a maneira como o paciente encontra significado e propósito, como experimenta sua conexão com si mesmo e com os outros, e o seu sagrado.

> *"O homem não é destruído pelo sofrimento, ele é destruído pelo sofrimento sem sentido."*
> Victor Frankl

Os pacientes com câncer e suas famílias apresentam diversos momentos de sofrimento ao longo do curso de evolução da doença e do tratamento, desta forma esta dimensão deve ser avaliada. A avaliação e tratamento do sofrimento envolve a maneira como o paciente encontra significado e propósito, como experimenta sua conexão com si mesmo, com os outros e com o seu sagrado.

CONSIDERAÇÕES FINAIS

Em meio a todo esse contexto, o CP insere-se como uma prática e abordagem extremamente necessária para o paciente oncológico à proporção que promove qualidade de vida e alívio do sofrimento humano. Para que esse cuidado seja uma realidade expressiva a todo cidadão brasileiro, é nossa responsabilidade, como profissionais da área da saúde, construir um futuro promissor, por meio da educação e da promoção da boa prática do CP.

REFERÊNCIAS BIBLIOGRÁFICAS

1. Carvalho RT, Parsons AH. Manual de cuidados paliativos ANCP. 2. ed. Porto Alegre: Sulina; 2012.
2. Saunders DC. Introduction. In: Sykes N, Edmonds P, Wiles J. Management of advanced disease. London: Hodder Arnold; 2004. p. 3-8.
3. World Health Organization. WHO definition of palliative care. 2017. Disponível em: http://www.who.int/mediacentre/factsheets/fs402/en/
4. Radbruch L, De Lima L, Knaul F, Wenk R, Ali Z, Bhatnaghar S, et al. Redefining palliative care-A new consensus-based definition. J Pain Symptom Manage 2020;60(4):754-64.
5. Carvalho RT, Souza MR, Franck EM, Polastrini RT, Crispim D, Jales SM, et al, editores. Manual da residência de cuidados paliativos. Barueri, SP: Manole; 2018.
6. American Academy of Hospice and Palliative Medicine; Center to Advance Palliative Care; Hospice and Palliative Nurses Association; Last Acts Partnership; National Hospice and Palliative Care Organization. National Consensus Project for Quality Palliative Care: Clinical Practice Guidelines for quality palliative care, executive summary. J Palliat Med 2004;7(5):611-27.
7. Pessini L. Cuidados paliativos: alguns aspectos conceituais, biográficos e éticos. Rev Prática Hospitalar 2005;41(7):107-12.
8. UNESCO, Organizações das Nações Unidas para Educação, Ciência e Cultura, Divisão de Ética das Ciências e Tecnologias, Sector de Ciências Sociais e Humanas. Declaração Universal de Bioética e Direitos Humanos. 33ª Conferência Geral, 2005.
9. Pereira FMT. Espiritualidade e oncologia: conceitos e práticas. Rio de Janeiro: Atheneu; 2018.

AVALIAÇÃO DO PACIENTE EM CUIDADOS PALIATIVOS

Janete Maria da Silva

A integração dos Cuidados Paliativos (CP) ao tratamento oncológico representa o padrão ouro de cuidado para pacientes com câncer incurável na atualidade.[1]

A oferta do cuidado individualizado, equânime e apropriado para atender as demandas do paciente e da família é um dos maiores desafios na assistência em CP. O processo que assegura a qualidade, a integralidade e a individualidade do cuidado é a avaliação. Quando a avaliação não contempla aspectos relevantes para o paciente e a família, a saúde emocional destes pode ser comprometida, pois diversas necessidades de saúde não serão atendidas.[2]

A complexidade da avaliação em CP está na associação entre os inúmeros elementos que são investigados e a ampla variedade de modalidades de atendimento (ambulatorial, instituição de longa permanência, domiciliar, hospitalar ou *hospice*).[3] Pacientes em CP devem ser submetidos a uma avaliação pormenorizada de seu legado biográfico, preferências e valores pessoais, trajetória de evolução da doença e tratamentos adotados, avaliação funcional, avaliação dos sintomas, exame físico, exames complementares, prognóstico, expectativas em relação ao tratamento proposto e qualidade de vida.

A avaliação bem conduzida auxilia a equipe de CP a antever as necessidades do paciente antes de um momento de piora ou de crise.[4]

A **Tabela 2-1** apresenta o mnemônico PEPSI-COLA, criado pela *National Gold Standards Framework Centre for End of Life Care* do Reino Unido, que aponta os principais aspectos que devem ser avaliados em pacientes em CP oncológicos.[5]

A seguir serão apresentados os aspectos diferenciais da avaliação em CP, pois todo o exame físico, avaliação de especialistas e exames complementares serão realizados da mesma forma que em pacientes não elegíveis aos CP, exceto para casos em que toda esta verificação não objetive alívio ou prevenção de sintoma, tampouco, o controle de alteração potencialmente reversível.[3]

Tabela 2-1. Aspectos Relevantes da Avaliação do Paciente Oncológico em Cuidados Paliativos a partir do Mnemônico PEPSI-COLA

	Refere-se a aspectos	Considerar
P	*Physical* (Físicos)	▪ Avaliação do sintoma ▪ Avaliação das medicações regulares ▪ Revisão e interrupção de tratamentos não essenciais ▪ Efeitos adversos de tratamentos ou medicação
E	*Emocional* (Emocional)	▪ Avaliação psicológica (compreender expectativas do paciente, desejos, humor, medo, ansiedade, mecanismos de enfrentamento, alteração da imagem corporal, relação com outras pessoas, sentimentos, distúrbios do sono)
P	*Personal* (Pessoal)	▪ Cultura, grupo étnico, língua, sexualidade, religião, necessidades espirituais
S	*Social Support* (Suporte social)	▪ Avaliação da rede de suporte social ▪ Cuidadores ▪ Bem-estar social
I	*Information/Communication* (Informação/Comunicação)	▪ Paciente e família estão conscientes e de acordo com o plano de cuidados? ▪ O prontuário do paciente está bem documentado? ▪ A estratégia de comunicação está adequada?
C	*Control and Autonomy* (Controle e autonomia)	▪ O paciente tem condições cognitivas de tomar decisões, escolher o local onde receberá o cuidado e participar da construção do plano de cuidados?
O	*Out of Hours* (Detalhes importantes para o plano avançado de cuidados, que não se enquadram em outros tópicos)	▪ Identificação dos serviços que atendem as demandas do paciente e da família ▪ Definição das prioridades de cuidado ▪ Transferência das informações do paciente para a rede de assistência (exemplo: serviço de ambulâncias)
L	*Living with your illness* (Viver com a doença e sua trajetória de evolução)	▪ Reabilitação paliativa ▪ Referência para outros serviços de saúde ▪ Discussão de diretivas antecipadas de vontade
A	*After care* (Após o cuidado)	▪ Discussão acerca do funeral ▪ Avaliação do risco de luto complicado ▪ Acompanhamento do luto ▪ Suporte familiar

Adaptada de West London Cancer Network, 2009.[5]

As avaliações psíquicas, sociais e espirituais são de competência direta da psicologia, serviço social e capelania, respectivamente, por isto não serão abordadas neste capítulo; entretanto, o conhecimento de alterações acerca destes domínios e a forma como eles podem interferir na qualidade de vida e condução do caso são competências do fisioterapeuta paliativista junto à equipe de CP.

BIOGRAFIA

A avaliação biográfica é primordial em CP e consiste em reconhecer as experiências de vida do paciente,[6] compreender seus aspectos subjetivos significativos e elencar quais fatos, eventos e desenvolvimentos foram ou são importantes para aquele indivíduo.[7] Toda a experiência de vida do paciente afeta a trajetória clínica da doença e influencia a resposta ao tratamento.[6]

O levantamento biográfico deve compreender: nome e forma que prefere ser chamado; gênero e idade; naturalidade e local de residência atual; condição marital e genograma; com quem mora; quem auxilia nos cuidados (cuidador); qual foi a ocupação que desempenhou por mais tempo ao longo da vida; religião e espiritualidade; crenças, quais são as atividades que gosta de desenvolver e que lhe dão sentido de vida; o quanto sabe ou deseja saber acerca da doença.[3]

TRAJETÓRIA DE EVOLUÇÃO DA DOENÇA ONCOLÓGICA E TRATAMENTOS REALIZADOS

Deve-se realizar toda a documentação e registro acerca do diagnóstico da doença (sítio primário, metástases, recidivas, data do diagnóstico), tratamentos realizados, complicações relacionadas com a doença, seu tratamento ou outras comorbidades prévias ao câncer. Todo o resumo da trajetória da doença e dos tratamentos deve apresentar a cronologia dos acontecimentos.

AVALIAÇÃO FUNCIONAL

A avaliação funcional é uma competência fortemente dominada pelo fisioterapeuta e atribuída à rotina diária de assistência ao paciente oncológico. Quase metade dos pacientes adultos com câncer apresenta dificuldade ou necessita de assistência para realizar as atividades básicas (AVDs) e instrumentais (AIVDs) de vida diária.[8] O comprometimento das AVDs está associado a diminuição do bem-estar e da satisfação com a vida[9] e a maior sobrecarga de sintomas em pacientes oncológicos hospitalizados.[10]

A funcionalidade do paciente oncológico em CP é um importante marcador prognóstico de evolução da doença, proximidade com óbito, risco de complicações, falta de reserva fisiológica para tolerar tratamentos modificadores mais agressivos,[3,11,12] aumento do risco de toxicidade para quimioterapia,[13] mortalidade na unidade de terapia intensiva (UTI) e, até, indicação de CP na UTI em pacientes com doença ativa em progressão.[14]

Todos estes indicadores reforçam a importância da rotina de avaliação da funcionalidade em todas as modalidades de assistência ao paciente oncológico, em especial, na hospitalização, pois esta informação norteia planejamento de alta, discussões sobre prognóstico e controle de sintomas.[10]

A trajetória funcional típica do paciente oncológico caracteriza-se pelo comprometimento funcional repentino, rápido e irreversível na fase final de vida,[11,12] conforme apresenta a **Figura 2-1**. Diferentemente, do que se observa nas trajetórias funcionais dos pacientes com falências orgânicas e doenças neurodegenerativas mostradas na **Figura 2-2**.

Algumas escalas têm sido utilizadas na prática clínica para avaliar a funcionalidade do paciente oncológico em CP, dentre elas a escala de Karnofsky (KPS) (**Anexo 2**), *Eastern Cooperative Oncology Group Performance Status* (ECOG- PS) (**Anexo 3**) e a *Palliative Performance Scale* (PPS) (**Anexo 1**).

A KPS foi criada em 1948 para avaliar os efeitos da quimioterapia na capacidade funcional de pacientes oncológicos[15] e, desde então, vem sendo utilizada como preditor de sobrevida em pacientes com doença metastática e de prognóstico, quando associada à presença de caquexia, dispneia e *delirium*.[16] Esta escala vai de 0% a 100%, onde 0 representa óbito (por este motivo, as descrições costumam iniciar em 10% – indivíduo moribundo, morte iminente) e 100% corresponde a completa independência funcional, sem evidências da doença. É desejável, de acordo com o momento de evolução da doença, que

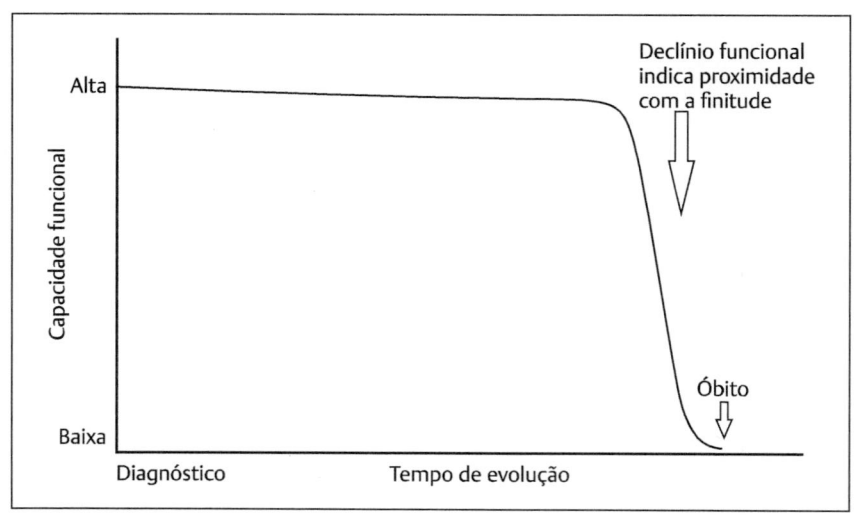

Fig. 2-1. Trajetória funcional do paciente oncológico durante o curso de evolução da doença. (Adaptada de Murray et al, 2005.)[11]

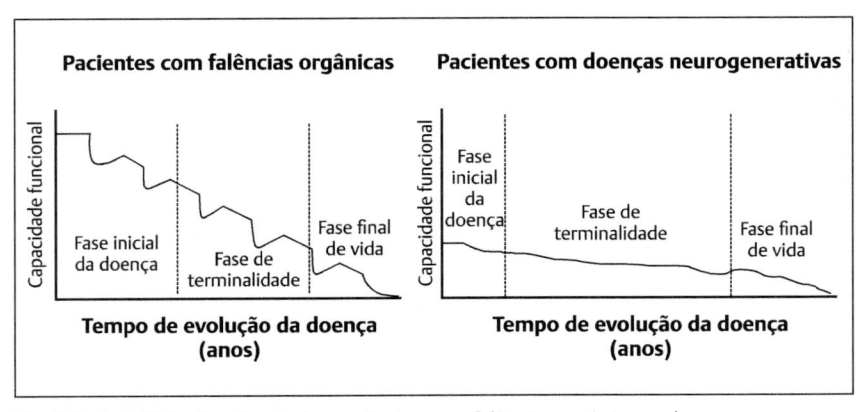

Fig. 2-2. Trajetórias funcionais dos pacientes com falências orgânicas e doenças neurodegenerativas durante o curso de evolução da doença. Observa-se que os pacientes com falências orgânicas apresentam prejuízo funcional progressivo associado a períodos de descompensação da doença (por exemplo, pacientes com doença pulmonar obstrutiva crônica que exacerbam o quadro devido à infecção respiratória), ao passo que, os pacientes com doenças neurodegenerativas, comumente, apresentam prejuízo funcional no momento do diagnóstico e vivem anos com uma funcionalidade baixa e alta dependência para as atividades de vida diária (exemplo: esclerose lateral amiotrófica). (Adaptada de Murray et al., 2005.)[11]

os pacientes mantenham a KPS acima de 70% (independência para atividades básicas de vida diária). KPS com pontuação menor ou igual a 40% indica proximidade com óbito.[15]

A escala da ECOG, criada em 1960 pelo *Eastern Cooperative Oncology Group*, compreende somente seis categorias que variam de 0 (indivíduo completamente ativo) a 5 pontos (morte).[17] Ela tem sido preferida em alguns centros de tratamento oncológico em decorrência da facilidade de aplicação e reprodutibilidade intraobservador.[18]

Apesar das escalas KPS e ECOG serem específicas para os pacientes oncológicos, a PPS tem sido amplamente utilizada nestes pacientes. A PPS foi desenvolvida no Canadá em 1996, pelo *Victoria Hospice*, e aperfeiçoada em 2002, onde foram agregadas instruções e definições para facilitar e uniformizar seu uso na prática clínica.[19,20] A versão oficial na língua portuguesa foi realizada pela Academia Nacional de Cuidados Paliativos (ANCP) e está disponível no link: https://victoriahospice.org/wp-content/uploads/2019/07/pps_-_portuguese_brazilian_-_sample.pdf.

A PPS avalia cinco aspectos funcionais (deambulação, atividade e evidência da doença, autocuidado, ingesta e nível de consciência). Cada aspecto apresenta 11 níveis de *performance*, que variam de 0% (morte) a 100% (melhor desempenho funcional na atividade avaliada, por exemplo: deambulação completa, autocuidado completo).[3] Quanto maior o valor da PPS, melhor será a capacidade funcional do paciente. A medida seriada da PPS contribui para a compreensão do prognóstico do paciente.[21,22]

AVALIAÇÃO DE SINTOMAS

Pacientes com câncer em CP costumam apresentar multiplicidade de sintomas, principalmente nas fases de terminalidade e fase final de vida, por isto a avaliação dos sintomas, além de importante, precisa ser simples e assertiva. Grande parte dos sintomas referidos pelos pacientes tem escala de avaliação própria, contudo, na prática clínica, o instrumento mais utilizado no mundo é a escala *Edmonton Symptom Assessment System* (ESAS) (**Anexo 4**).[23,24] A ESAS foi traduzida e validada para o português do Brasil[25] e teve sua viabilidade, confiabilidade e validade verificadas em pacientes oncológicos no Brasil.[26]

A ESAS é composta por um questionário com nove sintomas predeterminados (dor, fadiga, náusea, sintomas depressivos, ansiedade, insônia, anorexia, dispneia bem-estar) mais um décimo sintoma que pode ser referido pelo paciente e que será, então, registrado diariamente. Cada sintoma pode receber uma nota que vai de zero (ausência do sintoma) a dez (pior intensidade do sintoma).[3] É desejável que o fisioterapeuta, ao aplicá-la, mantenha-se imparcial para não tendenciar a resposta do paciente.

Nos casos em que o paciente apresenta comprometimento cognitivo que incapacita o questionamento direto, a ESAS poderá ser respondida pelo cuidador, porém alguns sintomas mais subjetivos não serão perguntados (cansaço, depressão, ansiedade e bem-estar).[3,24]

PROGNÓSTICO

O prognóstico é a capacidade de estimar o futuro do paciente por meio de certos indicadores de declínio. A estimativa do prognóstico do paciente oncológico em CP é um grande desafio.[4] A *European Association for Palliative Care* sugeriu que a capacidade funcional, sinais e sintomas da síndrome de anorexia-caquexia, dispneia, *delirium*, leucocitose, linfocitopenia e altos níveis de proteína C reativa estão associados à estimativa de sobrevida de pacientes oncológicos.[16] Na prática clínica, em CP, tem sido recomendado o uso de algumas ferramentas que permitem estimar o prognóstico do paciente, o que facilitaria as discussões de fim de vida e a construção do plano de cuidados.

A *surprise question* tem sido adotada para identificar pacientes com alto risco de mortalidade. Nesta ferramenta, o profissional de saúde deve-se questionar sobre: "Ficaria surpreso se este(a) paciente falecesse no próximo ano?". Caso a resposta seja "não", o profissional está diante de um indivíduo que tem grandes chances de falecer neste período.[27] Vale apontar que a *surprise question* também é utilizada para o rastreio de elegibilidade aos CPs.

A avaliação da capacidade funcional é outra forma de estimar o prognóstico. Foi verificado que pacientes, oncológicos ou não, que apresentem flutuações na capacidade funcional durante a estadia no *hospice*, falecem mais do que aqueles que variam menos os escores de desempenho.[28]

Outra ferramenta descrita é o Índice Prognóstico Paliativo (*Palliative Prognostic Index* – PPI) (**Tabela 2-2**) reconhecido como um bom preditor clínico de sobrevida.[29] Este índice, desenvolvido no Japão, pode predizer a estimativa de vida em 3 a 6 semanas e inclui 5 indicadores clínicos de declínio: funcionalidade (verificada por meio do KPS- 0 a 4 pontos), anorexia (0 a 2,5 pontos), edema (0 a 1 ponto), *delirium* (0 a 4 pontos) e dispneia (0 a 3,5 pontos).[30] A somatória dos valores obtidos a partir de cada variável do PPI permite realizar

Tabela 2-2. Índice Prognóstico Paliativo (PPI)

Indicadores de declínio (nível de atividade e sintomas)	Pontuação
Nível de atividade (verificado pelo índice de Karnofsky)	
▪ 10-20%	4
▪ 30-50%	2,5
▪ ≥ 60%	0
Ingesta oral	
▪ Gravemente reduzida	2,5
▪ Moderadamente reduzida	1
▪ Normal	0
Edema	
▪ Presente	1
▪ Ausente	0
Dispneia	
▪ Presente	3,5
▪ Ausente	0
Delirium	
▪ Presente	4
▪ Ausente	0
▪ Total	

Fonte: Morita et al., 1999.[30]

uma estimativa de sobrevida que varia de menos de 3 semanas a mais de 6 semanas. A pontuação do PPI varia de 0 a 15 pontos, onde uma pontuação maior que 4 pontos indica 12 dias de sobrevida.

QUALIDADE DE VIDA

A Organização Mundial da Saúde define qualidade de vida como a percepção do indivíduo sobre sua posição na vida do contexto cultural e o sistema de valores que ele vive e com respeito a suas metas, expectativas, regras e preocupações,[31] o que, em poucas palavras, significa dizer que a qualidade de vida varia de acordo com a diferença entre o que foi desejado pelo paciente e o que foi alcançado. A avaliação da qualidade de vida em CP propicia aos pacientes e familiares a clareza para definição de prioridades e de diretrizes avançadas de cuidados durante o curso de evolução da doença.[32]

O instrumento que avalia qualidade de vida mais utilizado em pacientes oncológicos em CP é o *European Organization for Research and Treatment of Cancer Quality of Life Questionnaire Core 15 PAL* (EORTC QLQ-C15-PAL) (**Anexo 5**). Trata-se de uma versão resumida do EORTC QLQ-C30 (questionário de qualidade de vida para pacientes oncológicos), onde foram mantidas apenas informações relevantes para o contexto dos CPs. O EORTC QLQ-C15-PAL é composto por 15 itens de avaliação, sendo 2 domínios da saúde física (funcionamento físico e funcionamento emocional), 7 domínios de sintomas (fadiga náusea/vômito, dor, dispneia, insônia perda de apetite, constipação) e a qualidade de vida global. O cálculo da pontuação do questionário é feito por um algoritmo que assegura a compatibilidade métrica utilizada no QLQ-C30.[33] O EORTC QLQ-C15-PAL é um questionário simples, de fácil aplicação, que pode ser utilizado em pacientes com câncer avançado incurável com expectativa de vida curta[34] e foi traduzido e validado no Brasil para pacientes em CP.[35]

CONSIDERAÇÕES FINAIS

A avaliação do paciente oncológico em Cuidados Paliativos é dinâmica (pois se molda às demandas, valores pessoais e trajetória de evolução da doença), complexa (engloba diversos domínios de sofrimento humano, físico, psíquico, espiritual e social), multifacetada e dependente da articulação dos saberes e *expertises* de todos os profissionais que compõem a equipe interdisciplinar de CP.

REFERÊNCIAS BIBLIOGRÁFICAS

1. Ferrell BR, Temel JS, Temin S, Alesi ER, Balboni TA, Basch EM, et al. Integration of palliative care into standard oncology care: American Society of Clinical Oncology Clinical Practice Guideline Update. J Clin Oncol 2017; 35(1):96-112.
2. Girgis A, Waller A. Palliative care needs assessment tools. In: Cherny NI, Fallon MT, Kaasa S, Portenoy RK, Currow DC. Oxford Textbook. 5th ed. United Kingdon: Oxford University Press; 2015. p. 363-75.

3. Maciel MGS. Avaliação do paciente em cuidado paliativo. In: Carvalho RT, Parsons HA. Manual de cuidados paliativos ANCP. 2. ed. Porto Alegre: Sulina; 2012. p. 31-41.
4. Buss MK, Rock LK, McCarthy EP. Understanding palliative care and hospice: a review for primary care providers. Mayo Clin Proc 2017;92(2):280-6.
5. West London Cancer Network. Guidance Document to support the Holistic Patient Assessment. 2009 [PEPSI COLA Guidance Document] [acesso em 5 out 2020]. Disponível em: http://tinyurl.com/hhh9cb8.
6. Bachur C, Singer B, Hayes-Conroy A, Horwitz RI. Social determinants of treatment response. Am J Med 2018;131(5):480-3.
7. Kruse A. Zeit, Biographie und Lebenslauf [Time, biography and life course]. Z Gerontol Geriatr 2000;33:Suppl 1:90-7.
8. Neo J, Fettes L, Gao W, Higginson IJ, Maddocks M. Disability in activities of daily living among adults with cancer: A systematic review and meta-analysis. Cancer Treat Rev 2017;61:94-106.
9. Curtin S, Galvin R, Robinson K. The relationship between cancer survivors' well-being and participation in work, activities of daily living and social engagement: Findings from the European Social Survey (2014). Scand J Occup Ther 2019;27:1-11.
10. Lage DE, El-Jawahri A, Fuh CX, Newcomb RA, Jackson VA, Ryan DP, et al. Functional impairment, symptom burden, and clinical outcomes among hospitalized patients with advanced cancer. J Natl Compr Canc Netw 2020;18(6):747-54.
11. Murray SA, Kendall M, Boyd K, Sheikh A. Illness trajectories and palliative care. BMJ 2005 Apr 30;330(7498):1007-11.
12. Lynn J. Perspectives on care at the close of life. Serving patients who may die soon and their families: the role of hospice and other services. JAMA 2001;285(7):925-32.
13. Sargent DJ, Köhne CH, Sanoff HK, Bot BM, Seymour MT, de Gramont A, et al. Pooled safety and efficacy analysis examining the effect of performance status on outcomes in nine first-line treatment trials using individual data from patients with metastatic colorectal cancer. J Clin Oncol 2009;27(12):1948-55.
14. Azevedo LCP, Caruso P, Silva UVA, Torelly AP, Silva E, Rezende E, et al. Brazilian Research in Intensive Care Network (BRICNet). Outcomes for patients with cancer admitted to the ICU requiring ventilatory support: results from a prospective multicenter study. Chest 2014;146(2):257-66.
15. Karnofsky DA, Abelmann WH, Craver LF. Burchenal JH. The use of the nitrogen mustrads in the palliative treatment of carcinoma – with particular reference to bronchogenic carcinoma. Cancer 1948;1(4):34-56.
16. Maltoni M, Caraceni A, Brunelli C, Broeckaert B, Christakis N, Eychmueller S, et al. Steering Committee of the European Association for Palliative Care. Prognostic factors in advanced cancer patients: evidence-based clinical recommendations-a study by the Steering Committee of the European Association for Palliative Care. J Clin Oncol 2005;23(25):6240-8.
17. Oken MM, Creech RH, Tormey DC, Horton J, Davis TE, McFadden ET, et al. Toxicity and response criteria of the Eastern Cooperative Oncology Group. Am J Clin Oncol 1982;5(6):649-55.

18. Taylor AE, Olver IN, Sivanthan T, Chi M, Purnell C. Observer error in grading performance status in cancer patients. Support Care Cancer 1999;7(5):332-5.
19. Victoria Hospice Society. Palliative performance scale (PPSv2). Vol. 2004: Victoria Hospice Society; 2001.
20. Anderson F, Downing GM, Hill J, Casorso L, Lerch N. Palliative performance scale (PPS): a new tool. J Palliat Care 1996;12(1):5-11.
21. Chan EY, Wu HY, Chan YH. Revisiting the palliative performance scale: change in scores during disease trajectory predicts survival. Palliat Med 2013;27(4):367-74.
22. Lau F, Downing M, Lesperance M, Karlson N, Kuziemsky C, Yang J. Using the palliative performance scale to provide meaningful survival estimates. J Pain Symptom Manage 2009;38(1):134-44.
23. Hui D, Bruera E. The Edmonton symptom assessment system 25 years later: past, present, and future developments. J Pain Symptom Manage 2017;53(3):630-43.
24. Bruera E, Kuehn N, Miller MJ, Selmser P, Macmillan K. The Edmonton Symptom Assessment System (ESAS): a simple method for the assessment of palliative care patients. J Palliat Care 1991;7(2):6-9.
25. Manfredini LL. Tradução e validação da Escala de Avaliação de Sintomas de Edmonton (ESAS) em pacientes com câncer avançado. (Dissertação de Mestrado em Oncologia). Hospital do câncer de Barretos; 2014. p. 168.
26. Paiva CE, Manfredini LL, Paiva BS, Hui D, Bruera E. The Brazilian version of the Edmonton Symptom Assessment System (ESAS) is a feasible, valid and reliable instrument for the measurement of symptoms in advanced cancer patients. PLoS One 2015;10(7):e0132073.
27. Moss AH, Ganjoo J, Sharma S, Gansor J, Senft S, Weaner B, et al. Utility of the "surprise" question to identify dialysis patients with high mortality. Clin J Am Soc Nephrol 2008;3(5):1379-84.
28. Cobbe S, Kennedy N. Physical function in hospice patients and physiotherapy interventions: a profile of hospice physiotherapy. J Palliat Med 2012;15(7):760-7.
29. Morita T, Tsunoda J, Inoue S, Chihara S. Improved accuracy of physicians' survival prediction for terminally ill cancer patients using the palliative prognostic index. Palliat Med 2001;15(5):419-24.
30. Morita T, Tsunoda J, Inoue S, Chihara S. The palliative prognostic index: a scoring system for survival prediction of terminally ill cancer patients. Support Care Cancer 1999;7(3):128-133.
31. The World Health Organization Quality of Life assessment (WHOQOL): position paper from the World Health Organization. Soc Sci Med 1995;41(10):1403-9.
32. Silva JM, Queiroz MEG. Reabilitação paliativa. In: Carvalho RT, Rocha JA, Franck EM. Cuidados paliativos: Falências orgânicas. Rio de Janeiro: Atheneu; 2019. p. 117-28.
33. Pilz MJ, Aaronson NK, Arraras JI, Caocci G, Efficace F, Groenvold M, et al. Evaluating the thresholds for clinical importance of the EORTC QLQ-C15-PAL in patients receiving palliative treatment. J Palliat Med 2020 Aug 24. Epub ahead of print.
34. Groenvold M, Petersen MA, Aaronson NK, Arraras JI, Blazeby JM, Bottomley A, et al. The development of the EORTC QLQ-C15-PAL: A shortened questionnaire for cancer patients in palliative care. Eur J Cancer 2006;42(1):55-64.
35. Nunes NA. The quality of life of Brazilian patients in palliative care: validation of the European Organization for Research and Treatment of Cancer Quality of Life Questionnaire Core 15 PAL (EORTC QLQ-C15-PAL). Support Care Cancer 2014;22(6):1595-600.

PLANO DE CUIDADOS

CAPÍTULO 3

Janete Maria da Silva ▪ Ellen Protzner Morbeck

Avaliosa coesão entre o tratamento oncológico e os Cuidados Paliativos (CP) desde o diagnóstico do câncer pode aperfeiçoar o controle de sintomas, aliviar o sofrimento de diversos domínios (psíquico, físico, social e espiritual), melhorar a compreensão da trajetória de evolução da doença, propiciar mais discussões acerca do prognóstico e otimizar o uso dos recursos de saúde.[1-3]

A junção destes fatores conduz os pacientes a pensarem, de maneira profunda e cuidadosa, em valores pessoais que nortearão o planejamento do seu cuidado futuramente.[4,5]

O plano de cuidados, conhecido também como objetivo de cuidado ou plano avançado de cuidados, é definido pela capacidade do indivíduo manifestar objetivos e preferências para seu tratamento e cuidado futuro, discutindo-os com sua família e profissionais da equipe multidisciplinar, revisando-os e registrando-os, sempre que necessário.[6] Ele é a expressão máxima da autonomia no processo de cuidado e na tomada de decisão durante o adoecimento, por isto é plausível que seja construído antes que a evolução da doença ocasione comprometimento cognitivo ou interrompa a capacidade de decisão do paciente.[7]

A importância da elaboração do plano de cuidados para o paciente oncológico tem sido evidenciada em diversos estudos, contudo este é um processo complexo à medida que pode sofrer influência da idade do paciente, raça, condição social, tipo de câncer diagnosticado, valores culturais, espirituais e morais,[8-11] depende das possibilidades oferecidas no sistema de saúde e da discussão de diretivas antecipadas de vontade,[6] mas, sobretudo, exige um equilíbrio entre os desejos do paciente e família e a percepção do que é benéfico e tecnicamente recomendado pela equipe naquele momento da trajetória da doença, a fim de evitar a futilidade terapêutica.

> *"A diretiva antecipada de vontade faz parte do plano de cuidado é um documento pelo qual uma pessoa capaz expressa seus desejos sobre*

> *como quer ser tratada em uma situação futura de terminalidade da vida em que não tenha mais capacidade de expressar sua vontade"*
> *(Valente, 2014).*[12]

Apesar da reconhecida complexidade, não há um *guideline* que oriente o momento, o tipo de abordagem a ser realizada ou o conteúdo das discussões para construção do plano de cuidados.[13] Hipotetiza-se que concluir um plano de cuidados e a diretiva antecipada precocemente faz com que o paciente não visualize com precisão como se sentiria se estivesse no estágio avançado da doença.[14,15]

O fato é que as discussões que apoiam o plano de cuidados ocorrem tardiamente, na fase final de vida, o que confere à família e ao paciente a sensação de urgência e desinformação para tomada de decisão, e pode resultar na escolha por cuidados indesejados e agressivos, principalmente quando a conversa com a equipe é conduzida de forma despersonalizada e apressada.[13]

O estudo retrospectivo de Prater *et al.* (2019)[16] apontou que a documentação do plano de cuidados seis meses antes do falecimento foi associada à redução da ocorrência de internação no último mês de vida (hospitalização terminal), quando comparada a documentação realizada no último mês de vida, o que sugere que o momento da documentação do plano de cuidados é um preditor da intensidade de tratamento oferecido na fase final de vida.[17] Além disto, a alta intensidade de cuidados, expressada, por exemplo, pela hospitalização terminal e pela admissão na unidade de terapia intensiva (UTI), esteve associada a prejuízo no processo de elaboração do luto por membros da família, ao passo que preservar o paciente e a família de futilidade terapêutica melhorou a percepção de qualidade de cuidado pelos familiares.[18]

A discussão dos cuidados de fim de vida durante um período de estabilidade clínica da doença permite que os pacientes oncológicos se apropriem da tomada de decisão sobre seus cuidados médicos futuros, resultando na redução das hospitalizações, do uso de quimioterapia e maior indicação para receber cuidados de fim de vida no *hospice*.[19,20]

Este é um ponto fundamental, e toda e qualquer discussão acerca do plano de cuidados envolve e demanda o apropriado processo de comunicação, que está detalhado no Capítulo 4 desta obra. Caso a equipe assistencial não tenha adequadas habilidades e competências para comunicar-se com paciente e família, certamente, o arranjo do plano de cuidados será afetado.

O plano de cuidados é pensado e arquitetado em conjunto e procura atender à conjunção entre dinâmica da trajetória de evolução da doença e valores estabelecidos pelo paciente e família. Toda a equipe discute em reuniões multidisciplinares os aspectos peculiares; posto isto, o mérito da construção do plano é da equipe da qual o fisioterapeuta faz parte.

Na prática clínica existem algumas ferramentas que viabilizam, de maneira sistematizada, a organização do plano de cuidados. Uma delas é o Diagrama de Abordagem Multidimensional (DAM), publicado no Manual de Cuidados Paliativos da Academia Nacional de Cuidados Paliativos.[21] O DAM não é um protocolo, mas facilita o raciocínio clínico da condução do caso diante dos domínios de sofrimento humano (psíquico, social, espiritual e físico). Do ponto de vista gráfico, ele é representado por um círculo grande dividido em quatro quadrantes, cada um descrevendo um domínio de sofrimento. A **Figura 3-1** apresenta um esquema gráfico do DAM.

Basicamente, cada quadrante terá três esferas, que, de dentro para fora, representarão, respectivamente, a identificação do paciente, o reconhecimento dos sofrimentos inerentes àquele domínio (sejam sofrimentos do paciente, sejam da família) e a esfera de atitudes da equipe perante as demandas

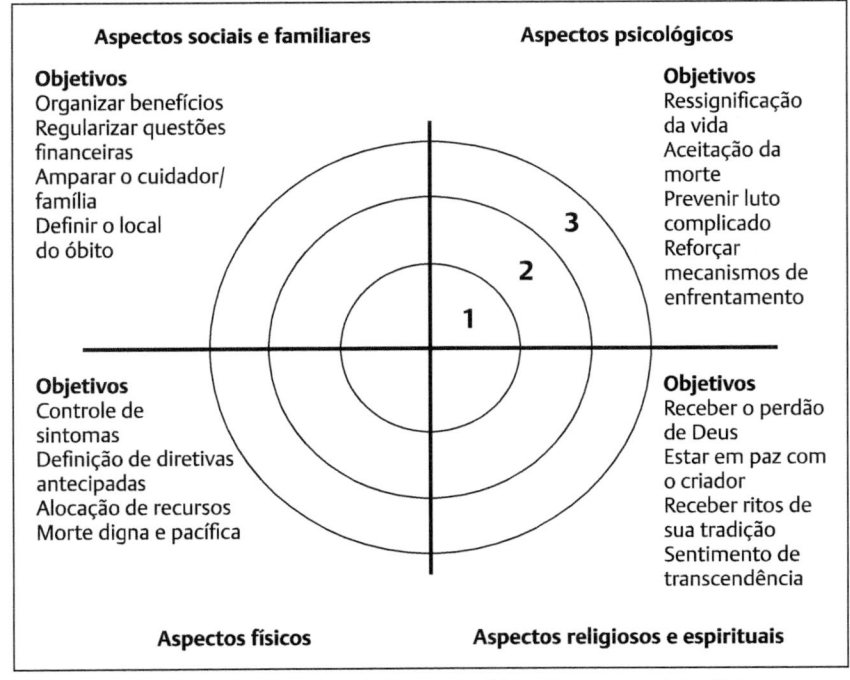

Aspectos sociais e familiares	Aspectos psicológicos
Objetivos Organizar benefícios Regularizar questões financeiras Amparar o cuidador/família Definir o local do óbito	**Objetivos** Ressignificação da vida Aceitação da morte Prevenir luto complicado Reforçar mecanismos de enfrentamento
Objetivos Controle de sintomas Definição de diretivas antecipadas Alocação de recursos Morte digna e pacífica	**Objetivos** Receber o perdão de Deus Estar em paz com o criador Receber ritos de sua tradição Sentimento de transcendência
Aspectos físicos	Aspectos religiosos e espirituais

Fig. 3-1. Diagrama de abordagem multidimensional (DAM) para raciocínio clínico e elaboração do plano de Cuidados. *1.* identificação do paciente e da sua família; *2.* esfera de reconhecimento dos sofrimentos (do paciente e da família); *3.* esfera das atitudes da equipe (objetivos e condutas perante as demandas identificadas). (Adaptada de Saporetti et al., 2012.[21])

identificadas. O DAM permite um olhar amplo e dinâmico sobre o processo de cuidado do paciente, família e equipe, um dos pilares de atuação do profissional de saúde paliativista.

CONSIDERAÇÕES FINAIS

O plano de cuidados é um pilar de boas práticas em Cuidados Paliativos, à medida que associa competências fundamentais a um profissional paliativista: avaliação do paciente e família, adequado processo de comunicação, capacidade de prognosticar, reconhecimento da trajetória de evolução da doença, respeito e valorização da autonomia do paciente em consonância ao uso de recursos terapêuticos tecnicamente seguros e plausíveis para cada caso. A elaboração do plano de cuidados necessita ser discutida rotineira, extensiva e precocemente, pois oportuniza uma melhor percepção do paciente e família quanto ao momento de evolução da doença, ajuda-os a determinar prioridades que fazem sentido e melhora a satisfação com o cuidado prestado.

REFERÊNCIAS BIBLIOGRÁFICAS

1. Zimmermann C, Swami N, Krzyzanowska M, Hannon B, Leighl N, Oza A, et al. Early palliative care for patients with advanced cancer: a cluster-randomised controlled trial. Lancet 2014;383(9930):1721-30.
2. Bakitas M, Lyons KD, Hegel MT, Balan S, Brokaw FC, Seville J, et al. Effects of a palliative care intervention on clinical outcomes in patients with advanced cancer: the Project ENABLE II randomized controlled trial. JAMA 2009;302(7):741-9.
3. Brumley R, Enguidanos S, Jamison P, Seitz R, Morgenstern N, Saito S, et al. Increased satisfaction with care and lower costs: results of a randomized trial of in-home palliative care. J Am Geriatr Soc 2007;55(7):993-1000.
4. Levy M, Smith T, Alvarez-Perez A, Back A, Baker JN, Beck AC, et al. Palliative care version 1.2016. J Natl Compr Canc Netw 2016;14(1):82-113.
5. Kelley AS, Morrison RS. Palliative care for the seriously ill. N Engl J Med 2015;373(8):747-55.
6. Rietjens JAC, Sudore RL, Connolly M, van Delden JJ, Drickamer MA, Droger M, et al. European Association for Palliative Care. Definition and recommendations for advance care planning: an international consensus supported by the European Association for Palliative Care. Lancet Oncol 2017;18(9):e543-e551.
7. Zaros MC, Curtis JR, Silveira MJ, Elmore JG. Opportunity lost: end-of-life discussions in cancer patients who die in the hospital. J Hosp Med 2013;8(6):334-40.
8. Inoue M. The influence of sociodemographic and psychosocial factors on advance care planning. J Gerontol Soc Work 2016;59:401-22.
9. Huang IA, Neuhaus JM, Chiong W. Racial and ethnic differences in advance directive possession: role of demographic factors, religious affiliation, and personal health values in a national survey of older adults. J Palliat Med 2016;19(2):149-56.

10. Tulsky JA. Beyond advance directives: importance of communication skills at the end of Life. JAMA 2005;294:359-65.
11. Geldart MD, Shashy R, Kalb I. Advance care planning. Florida Legislature. Clin Cardiol 2000;23(2 Suppl 2):II17-20.
12. Valente SE. Diretivas antecipadas de vontade para o fim da vida: um estudo à luz do direito penal [Dissertação]. São Paulo: Universidade de São Paulo, Faculdade de Direito; 2014.
13. Agarwal R, Epstein AS. Palliative care and advance care planning for pancreas and other cancers. Chin Clin Oncol 2017;6(3):32.
14. Sanders J. Finding the right words at the right time-high-value advance care planning. N Engl J Med 2015;372:598-9.
15. Billings JA, Bernacki R. Strategic targeting of advance care planning interventions: the Goldilocks phenomenon. JAMA Intern Med 2014;174:620-4.
16. Prater LC, Wickizer T, Bower JK, Bose-Brill S. The impact of advance care planning on end-of-life care: do the type and timing make a difference for patients with advanced cancer referred to hospice? Am J Hosp Palliat Care 2019;36(12):1089-95.
17. Enguidanos S, Ailshire J. Timing of advance directive completion and relationship to care preferences. J Pain Symptom Manage 2017;53(1):49-56.
18. Wright AA, Keating NL, Ayanian JZ, Chrischilles EA, Kahn KL, Ritchie CS, et al. Family perspectives on aggressive cancer care near the end of life. JAMA 2016;315(3):284-292.
19. Doll KM, Stine JE, Van Le L, Moore DT, Bae-Jump V, Brewster WR, et al. Outpatient end of life discussions shorten hospital admissions in gynecologic oncology patients. Gynecol Oncol 2013;130(1):152-5.
20. Sudore RL, Fried TR. Redefining the "planning" in advance care planning: preparing for end-of-life decision making. Ann Intern Med 2010;153(4):256-61.
21. Saporetti LA, Andrade L, Sachs MFA, Guimarães, TVV. Diagnóstico e abordagem do sofrimento humano. In: Carvalho RT, Parsons HÁ. Manual de cuidados paliativos ANCP. 2. ed. Porto Alegre: Sulina; 2012. p. 42-53.

COMUNICAÇÃO DE NOTÍCIAS DIFÍCEIS

CAPÍTULO 4

Janete Maria da Silva

> "*Paciente: — Doutor, eu não compreendi o motivo que fez com que o senhor me recomendasse aos Cuidados Paliativos?*
>
> *Metáfora: A jornada do câncer é parecida com uma viagem, o objetivo é chegar ao destino, que é o tratamento efetivo da doença. Alguns motoristas desejam, apenas, chegar ao destino sem se preocupar com o conforto e a segurança desta viagem. Outros, contudo, entendem que estas preocupações são vantagens, então preferem seguir seu destino seguros e confortáveis. O fato de estarem mais preparados faz com que estes motoristas estejam mais propensos a alcançar suas metas. Da mesma forma, o médico paliativista pode ajudá-lo(a) a controlar seus sintomas durante toda a jornada de tratamento do câncer, melhorando, inclusive, sua tolerância aos tratamentos oncológicos. É como se eles oferecessem apoio e segurança durante toda a viagem.*" (Hui et al., 2018)[1]

O texto acima sugere uma estratégia de comunicação por meio do uso de metáforas para explicar a um paciente oncológico a importância de ser assistido por uma equipe de Cuidados Paliativos (CP), desde o diagnóstico, quando o tratamento ativo/modificador do câncer está sendo oferecido. Vale ressaltar que metáforas durante a comunicação podem ser interessantes em alguns casos, porém, em outros casos, podem ter baixa aceitação, ser consideradas pejorativas ou incoerentes e culminar no enfraquecimento do vínculo com o profissional responsável pela comunicação.

A comunicação não é um evento, mas sim um processo que pode ser construído ao longo de dias, semanas ou meses entre paciente, família e equipe. O tempo disponível para que este processo aconteça, flua e consolide-se é o que o torna mais desafiador na prática clínica.[2]

Atualmente, assegurar um adequado processo de comunicação no cuidado de pacientes oncológicos é uma preocupação dos serviços em saúde.[3] O cotidiano de médicos oncologistas inclui comunicar o diagnóstico do câncer diversas vezes ao longo de sua carreira, o declínio decorrente da evolução da doença ou a consequência de seus tratamentos e até a falência de algum tratamento realizado. Todas estas situações são conhecidas como comunicação de más notícias ou de notícias difíceis.

A comunicação de notícias difíceis é definida pela oferta de informações que, adversamente, mudam as expectativas para o futuro e resultam em déficit emocional, comportamental ou cognitivo persistente no destinatário da mensagem.[4,5] Caracteriza-se por uma mensagem que é compreendida pelo paciente ou família como "falta de esperança" ou "poucas chances de melhora" diante do cenário apresentado.[6] Cada indivíduo, de forma subjetiva, qualificará alguma informação sobre sua saúde como uma notícia difícil de acordo com suas experiências e percepções próprias acerca da vida.[5,6]

O processo de comunicação tem natureza longitudinal e pontual durante toda a trajetória de evolução da doença. Estas discussões podem ser tecnicamente difíceis e desgastantes emocionalmente e, se mal conduzidas, podem traumatizar o paciente e a família, provocando consequências negativas no luto. Por outro lado, conversas difíceis propiciam a díade paciente-família a consciência e percepção real da evolução da doença, estimulam a participação ativa na construção do plano de cuidados, empoderam os atores envolvidos no enfrentamento das incertezas que cercam o futuro e favorecem a expressão de suas preferências para a fase final de vida.[1,2]

A comunicação é uma competência central para a assistência em CP e deve ser desenvolvida por todos os membros da equipe multidisciplinar. O profissional de saúde com boa capacidade de comunicação necessita do conhecimento e treinamento de diversas habilidades que deveriam ser trabalhadas ainda na graduação.[3]

Historicamente, a cultura da comunicação no cenário clínico e assistencial era dominada e esteve nas mãos do profissional médico por muito tempo.[7] Algumas pesquisas demonstraram que a maneira com que os médicos entregam as notícias difíceis ao paciente e família tem impacto significante na satisfação e enfrentamento psíquico do câncer.[8-10] No entanto, em CP, a comunicação de notícias difíceis não está a cargo apenas do médico, o que comumente é ensinado em grande parte das graduações em saúde, mas de qualquer profissional de saúde que esteja acompanhando o paciente e sua família e que tenha vínculos suficientes para acolher as demandas que surjam no transcorrer do cuidado. A comunicação efetiva, concisa e não ambígua entre a equipe multidisciplinar e a documentação precisa e compreensível em prontuário são essenciais na fase final de vida[11] e são os pilares da assistência multidisciplinar em saúde.[12] Além disto, a comunicação da deterioração da condição clínica durante o processo ativo de morte feito pelos membros da equipe multidisciplinar sustenta o planejamento de cuidados e a abordagem de equipe no fim de vida. São necessários mais estudos que possibilitem o entendimento, a articulação dos papéis da equipe e a sua contribuição de acordo com sua atuação específica.[11]

Embora a morte seja um dos cernes dos CPs, a grande maioria de pacientes oncológicos têm sua primeira conversa sobre fim de vida no hospital.[13] Isto é particularmente importante ao considerarmos que as conversas mais difíceis e complexas são as que ocorrem na fase final de vida ou durante o processo ativo de morte. Conversas sobre a fase final de vida e seus produtos (por exemplo, as diretivas avançadas) podem esclarecer a opção de tratamento do paciente e da família,[14] ajudar pacientes a receberem o cuidado condizente com suas crenças,[15] reduzir o uso de tratamentos de suporte avançado à vida, reduzir custos de cuidado e melhorar a qualidade de vida.[16]

COMUNICAÇÃO DE NOTÍCIAS DIFÍCEIS PELO FISIOTERAPEUTA

A comunicação não costuma ser um conteúdo profundamente abordado durante a graduação em Fisioterapia no Brasil. A falta do desenvolvimento das habilidades necessárias a um adequado processo de comunicação faz com que os fisioterapeutas não saibam como iniciar, conduzir ou finalizar uma conversa difícil com seus pacientes e familiares.

A rotina do fisioterapeuta, assim como de outros profissionais de saúde, envolve a oferta de diversas notícias ao longo do processo de assistência, particularmente, o esclarecimento do processo de doença, tratamentos propostos, prognóstico funcional e riscos envolvidos no processo de cuidado. Entretanto, ao realizar estas conversas, algumas vezes, o fisioterapeuta não nota que está tocando em um assunto que é potencial causa de sofrimento ao paciente e família, pois, muitas vezes, estas conversas ocorrem a partir de orientações consideradas básicas. Quantas vezes os fisioterapeutas apontaram ao paciente e sua família prejuízos funcionais, necessidades de modificação de comportamento ou de execução de uma determinada atividade que é considerada muito importante? Ao realizar uma simples orientação de cuidado a uma paciente submetida à mastectomia total com esvaziamento axilar, o que parece simples pode ser a pior notícia possível dada a uma paciente jovem, vaidosa, cuja ocupação laboral seja cozinhar.

Os pacientes oncológicos costumam ter um acompanhamento de reabilitação prolongado. O tempo que um fisioterapeuta passa com um paciente oncológico e sua família durante todo seu processo de reabilitação, desde o diagnóstico, fase de terminalidade, fase final de vida e luto, compreende diversos momentos propícios, porém pouco aproveitados, para oferecer notícias difíceis sobre diversos aspectos funcionais que estão em declínio conforme a doença evolui e/ou fica refratária ao tratamento modificador.

Os vínculos construídos entre fisioterapeuta e a díade paciente-família, e a confiança na proposta terapêutica desenvolvida oportunizarão questionamentos profundos e algumas vezes estarrecedores aos terapeutas. Perguntas como: "quando retornarei a andar?", "quando não necessitarei mais de oxigênio?", "você acha que estou morrendo?" poderão ser frequentes. O fisioterapeuta não deve deixar estes questionamentos sem resposta. Se eles foram feitos significa que o paciente confia no seu trabalho e na veracidade de suas respostas frente à condição clínica dele. Mais adiante serão mencionados protocolos que podem nortear a conversa neste tipo de situação.

A melhora da comunicação em Fisioterapia só pode ser possível a partir do momento em que seja facilmente evidenciado o protagonismo na oferta de inúmeras notícias difíceis e a necessidade de desenvolver habilidades mínimas para gerar estratégias adequadas e éticas de um bom processo de comunicação.

POSSÍVEIS BARREIRAS AO PROCESSO DE COMUNICAÇÃO

A falta de treinamento de competências e habilidades necessárias aos profissionais de saúde é uma das principais barreiras ao processo de comunicação. Alguns aspectos relatados por profissionais de saúde são barreiras e perpetuadores da não comunicação com pacientes que sofrem de doenças ameaçadoras à vida, a exemplo do câncer, dentre os quais se destacam: a incerteza do prognóstico, medo de impactar negativamente os pacientes, preparo do paciente para receber notícias difíceis, inexperiência em comunicação de más notícias, sensação de treinamento insuficiente para esta tarefa, medo de expressar suas emoções e medo de não conseguir responder a todas as perguntas do paciente e da família.[7,17] Além disto, alguns profissionais relatam dificuldade de falar sobre morte com seus pacientes.[18]

Muitos desafios podem surgir durante a comunicação, dentre eles insuficiência cognitiva do paciente e/ou familiares; falta de fluência na língua; demandas inesperadas do paciente e dos familiares; emoções demasiadamente intensas; problemas nas relações médico-paciente (leia-se aqui profissionais de saúde-paciente); promessas que não poderão ser cumpridas; sentimento de impotência; envolvimento intenso entre o paciente e os profissionais; e falha na previsibilidade de complicações no curso do cuidado.[7,19]

Outras barreiras adicionais à comunicação foram relatadas: a falta de espaço ou consultórios confortáveis o suficiente para acolher os pacientes e suas famílias e possibilitar discussões em grupo; agendas muito ocupadas ou sobrecarga de trabalho profissional que limita e, raramente, deixa tempo para conversas aprofundadas; e o não reconhecimento de que a discussão de notícias difíceis é um procedimento, o que faz com que não seja faturado em alguns sistemas de saúde.[20]

VANTAGENS DE UMA COMUNICAÇÃO BEM CONDUZIDA

O processo de adoecimento pelo câncer é pensado de forma linear, onde tem-se o diagnóstico da doença potencialmente fatal, início do tratamento agressivo (modificador da doença), recorrência da doença, fase de terminalidade e fase final de vida. Contudo, o adoecimento raramente é linear para os pacientes oncológicos, de forma que, dentro de cada etapa deste processo, pode existir estresse significativo dos envolvidos no cuidado. O uso apropriado de estratégias e técnicas de comunicação gera a oportunidade de mudar a percepção do paciente sobre o processo de adoecimento.[12] Utilizar a uma estratégia apropriada de comunicação na fase final de vida é mandatória para melhorar a qualidade do cuidado oferecido[21] e otimizar o cuidado centrado no paciente e na família.[7]

Uma estratégia inadequada de comunicação pode provocar consequências adversas, tanto para os profissionais quanto para os pacientes, que podem relatar piora da condição clínica e psicossocial, dificuldade para controle de sintomas, em especial a dor, insatisfação ao não serem incluídos na tomada de decisão e incerteza sobre o prognóstico.[22,23]

Algumas evidências científicas apontam que discussões sobre os cuidados de fim de vida foram positivamente associados a melhor satisfação, qualidade de vida e enfrentamento do luto pelos familiares,[24-26] e que, sobretudo, permitem que pacientes e familiares tomem decisões informadas, preparem-se para o futuro e expressem suas preferências para o fim de vida.[2]

Falhas de comunicação, apesar de indesejadas, são comuns durante o cuidado e afetam negativamente a assistência e a qualidade de vida do paciente e de sua família. O cuidado centrado no paciente e na família perde seu propósito quando a comunicação não é clara e direcionada à peculiaridade do plano de cuidado, culminando em angústia por parte dos pacientes, familiares e cuidadores.[12] Isto reforça a importância do treinamento deste tipo de intervenção para influenciar nestes desfechos associados ao cuidado.[17]

O estudo de Zaros *et al.* (2013)[27] mostrou que a comunicação com pacientes em fase final de vida, antes e durante a hospitalização terminal (última internação antes do óbito), reduziu a implementação de tratamentos invasivos, como uso de ventilação mecânica. Adicionalmente, eles identificaram que 20% dos pacientes avaliados no estudo não tinham condições de tomar decisões sobre o seu final de vida durante a hospitalização terminal, o que enfatiza a importância destas discussões e construção de diretivas antecipadas de vontade antes da hospitalização.

QUAIS SÃO AS CARACTERÍSTICAS QUE OS PACIENTES VALORIZAM NA COMUNICAÇÃO?

> *"A arte da comunicação compreende usar a ferramenta certa, com a pessoa certa, no tempo certo" (Hui, Zhukovsky, Bruera, 2018)*, por isto, a mesma estratégia de comunicação pode ser experimentada de formas distintas por pessoas diferentes. Sabe-se que profissionais de saúde tendem a superestimar o entendimento dos pacientes acerca de seu prognóstico e subestimar sua necessidade de informações.
> *(Hancock et al., 2007)*[28]

A notícia do diagnóstico funciona como um marcador da experiência de adoecimento, desta forma a comunicação pobre ou insensível nesta fase pode ter um impacto negativo na percepção da condição de vida, na relação com a equipe de saúde e com o serviço de saúde.[3]

Sob a ótica do paciente, algumas características na forma de conduzir a conversa sobre notícias difíceis são valiosas e parecem agradar mais os destinatários da mensagem: o uso de uma linguagem sensível e direta; conhecer o médico que está dando a informação; sugerir que o paciente seja acompanhado por algum ente querido ou alguém de sua confiança no dia da conversa; dispor de tempo suficiente para discutir a informação e esclarecê-la; e assegurar que ela foi completamente compreendida.[3,29]

A conversa costuma ser impactante para o paciente quando é conduzida por um médico que ela não conhece. Mesmo nos casos em que o médico é conhecido, o fato de o paciente estar desacompanhado durante a conversa é sentido intensamente pelo paciente.[3]

Ademais, dependendo da natureza perturbadora da informação fornecida na conversa, o paciente pode ter dificuldade de assimilar qualquer informação adicional.[29] O profissional necessita ter sensibilidade para notar que não é mais possível acrescentar informações. Recomenda-se, também, uma segunda conversa para que a família e o paciente possam ser devidamente acolhidos e ter suas dúvidas sanadas.

PROTOCOLOS QUE NORTEIAM A COMUNICAÇÃO EM SAÚDE

Os desafios em comunicação vivenciadas pelos profissionais de saúde fizeram com que alguns protocolos e *guidelines* fossem desenvolvidos e recomendados para facilitar as discussões sobre notícias difíceis em saúde.[30-34]

O protocolo SPIKES é o mais conhecido[32] e foi criado para comunicação com pacientes oncológicos por meio da realização de uma sequência de seis passos. Alguns médicos oncologistas relatam que o maior desafio é lidar com as emoções dos pacientes durante a conversa. A **Tabela 4-1** apresenta um resumo sobre os seis passos do protocolo SPIKES.

Tabela 4-1. Seis Passos do Protocolo SPIKES para Comunicação de Notícias Difíceis

Letras do mnemônico	Palavra-chave	Descrição da etapa
S	*Setting-Up the interview* (iniciando a conversa)	Reservar um lugar com privacidade, sem interrupções; o profissional deve manter o contato visual com o paciente e oferecer a possibilidade ao paciente de ter alguém que considere importante participando da conversa
P	*Perception* (percepção)	Avaliar o conhecimento e entendimento do paciente acerca de sua situação de saúde
I	*Invitation* (convite)	Discutir quanto e como o paciente gostaria de receber a informação
K	*Knowledge* (conhecimento)	Fornecer informações de acordo com os desejos do paciente que ajudarão fazê-lo compreender a situação e tomar decisões
E	*Emotions* (emoções)	Estar atento(a) a pistas que sinalizem estresse emocional. Validá-las e respondê-las com empatia, permitindo períodos de silêncio para processar a informação
S	*Strategy* and *Summary* (estratégia e resumo)	O plano de cuidado é, então, resumido e discutido de acordo com os valores e desejos do paciente. Toda a informação é resumida para assegurar o entendimento do paciente e da família

A **Tabela 4-2** apresenta o roteiro de comunicação de más notícias de Kirshblum e Fichtenbaum (2008)[31] dividido em três etapas para pacientes em processo de reabilitação, semelhante ao protocolo SPIKES, que pode ser utilizado pelo fisioterapeuta paliativista junto a equipe.

O Instituto Nacional de Câncer (INCA), em 2010, alinhado à Política Nacional de Humanização da Atenção e da Gestão do Sistema Único de Saúde, publicou um documento norteador da comunicação de notícias difíceis para pacientes oncológicos. A publicação pode ser acessada, gratuitamente, na íntegra no *link*: https://www.inca.gov.br/publicacoes/livros/comunicacao-de-noticias-dificeis-compartilhamento-de-desafios-na-atencao-saude.

Apesar de bastante interessantes, os protocolos de estruturação de conversas difíceis não foram pensados para pacientes vulneráveis, com prejuízo de saúde mental e demência, grupos que requerem a elaboração de novos *guidelines* com estratégias específicas de comunicação para este perfil.[35]

Tabela 4-2. Roteiro de Comunicação de Notícias Difíceis em Reabilitação

Preparo para comunicação	Discussão	Resumo da conversa
▪ Um profissional mais experiente pode iniciar a conversa ▪ Ofereça ao paciente ou a família a possibilidade de ter mais alguém presente durante a conversa ▪ Não permita que a conversa seja interrompida ▪ Se os indivíduos na conversa não compreendem a língua local, procure alguém que possa facilitar traduzindo o que foi falado ▪ Procure conversar em um local quieto e reservado ▪ Revise as informações clínicas em prontuário	▪ Sente-se próximo ao paciente ou familiar ▪ Determine qual o conhecimento obtido, até o momento, pela família e paciente ▪ Fale lenta, clara e deliberadamente ▪ Ofereça as informações em uma linguagem simples e honesta ▪ Mencione o que será discutido ▪ Ofereça a informação em pequenas doses ▪ Verifique qual foi a compreensão do paciente e/ou da família ▪ Use contato visual e linguagem corporal para transmitir calor, simpatia, encorajamento e/ou segurança para o paciente ▪ Encoraje o paciente a expressar seus sentimentos ▪ Reconheça os sentimentos e emoções do paciente ou da família e valide ▪ Responda a estes sentimentos com empatia ▪ Discuta as opções de tratamento	▪ Evite expressões como "não há mais nada a ser feito" ▪ Transmita uma mensagem de esperança ▪ Ofereça assistência ao paciente caso ele queira comunicar a família ▪ Ofereça informações sobre serviços de suporte ▪ Repita e resuma as informações importantes ▪ Organize-se para ter um tempo para conversar novamente ▪ **Documente** as informações oferecidas

Adaptada de Kirshblum e Fichtenbaum (2008).[31]

CONSIDERAÇÕES FINAIS

A comunicação de notícias difíceis é um dos pilares da assistência em CP e compreende a participação de todos os membros da equipe multidisciplinar, dentre eles o fisioterapeuta. Cabe ao fisioterapeuta reconhecer, durante todos os momentos da reabilitação, quais informações são notícias difíceis, estudar e aplicar estratégias de comunicação e propiciar acolhimento ao paciente e sua família.

REFERÊNCIAS BIBLIOGRÁFICAS
1. Hui D, Zhukovsky DS, Bruera E. Serious illness conversations: paving the road with metaphors. Oncologist 2018;23(6):730-3.
2. Sleeman KE. End-of-life communication: let's talk about death. J R Coll Physicians Edinb 2013;43(3):197-9.
3. Hanratty B, Lowson E, Holmes L, Grande G, Jacoby A, Payne S, et al. Breaking bad news sensitively: what is important to patients in their last year of life? BMJ Support Palliat Care 2012;2(1):24-8.
4. Back AL, Arnold RM, Baile WF, Tulsky JA, Fryer-Edwards K. Approaching difficult communication tasks in oncology. CA Cancer J Clin 2005;55(3):164-77.
5. Ptacek JT, Eberhardt TL. Breaking bad news. A review of the literature. JAMA 1996;276:496-502.
6. VandeKieft GK. Breaking bad news. Am Fam Physician 2001;64(12):1975-8.
7. Johnston FM, Beckman M. Navigating difficult conversations. J Surg Oncol 2019;120(1):23-9.
8. Randall R, Wearn A. Receiving bad news: patients with haematological cancer reflect on their experience. Palliat Med 2005;19:594-8.
9. Fallowfield L, Jenkins V. Communicating sad, bad, and difficult news in medicine. Lancet 2004;24:312-19.
10. Ptacek JJ, Ptacek JT. Patients' perceptions of receiving bad news about cancer. J Clin Oncol 2001;19:4160-4.
11. Bloomer MJ, Botti M, Runacres F, Poon P, Barnfield J, Hutchinson AM. Communicating end-of-life care goals and decision-making among a multidisciplinary geriatric inpatient rehabilitation team: A qualitative descriptive study. Palliat Med 2018;32(10):1615-23.
12. Marcus JD, Mott FE. Difficult conversations: from diagnosis to death. Ochsner J 2014;14(4):712-7.
13. Mack JW, Cronin A, Taback N, Huskamp HA, Keating NL, Malin JL, et al. End-of-life care discussions among patients with advanced cancer: a cohort study. Ann Intern Med 2012;156(3):204-10.
14. Mack JW, Weeks JC, Wright AA, Block SD, Prigerson HG. End-of-life discussions, goal attainment, and distress at the end of life: predictors and outcomes of receipt of care consistent with preferences. J Clin Oncol 2010;28(7):1203-8.
15. Silveira MJ, Kim SY, Langa KM. Advance directives and outcomes of surrogate decision making before death. N Engl J Med 2010;362(13):1211-18.
16. Zhang B, Wright AA, Huskamp HA, Nilsson ME, Maciejewski ML, Earle CC, et al. Health care costs in the last week of life: associations with end-of-life conversations. Arch Intern Med 2009;169(5):480-8.
17. Brighton LJ, Bristowe K. Communication in palliative care: talking about the end of life, before the end of life. Postgrad Med J 2016;92(1090):466-70.
18. Berry SR. Just say die. J Clin Oncol 2008;26(1):157-9.
19. Slort W, Blankenstein AH, Deliens L, van der Horst HE. Facilitators and barriers for GP-patient communication in palliative care: a qualitative study among GPs, patients, and end-of-life consultants. Br J Gen Pract 2011;61(585):167-72.

20. Lustbader DR, Nelson JE, Weissman DE, Hays RM, Mosenthal AC, Mulkerin C, et al; IPAL-ICU Project. Physician reimbursement for critical care services integrating palliative care for patients who are critically ill. Chest 2012;141(3):787-92.
21. Larson DG, Tobin DR. End-of-life conversations: Evolving practice and theory. JAMA 2000;284:1573-8.
22. Fallowfield L. The challenge of interacting with patients in oncology. Eur J Cancer 2009;45(Suppl 1):445-6.
23. Stewart MA. Effective physician-patient communication and health outcomes: a review. CMAJ 1995;152(9):1423-33.
24. Brinkman-Stoppelenburg A, Rietjens JA, van der Heide A. The effects of advance care planning on end-of-life care: a systematic review. Palliat Med 2014;28:1000-25.
25. You JJ, Dodek P, Lamontagne F, Downar J, Sinuff T, Jiang X, et al. ACCEPT Study Team and the Canadian Researchers at the End of Life Network (CARENET). What really matters in end-of-life discussions? Perspectives of patients in hospital with serious illness and their families. CMAJ 2014;186(18):E679-87.
26. Wright AA, Zhang B, Ray A, Mack JW, Trice E, Balboni T, et al. Associations between end-of-life discussions, patient mental health, medical care near death, and caregiver bereavement adjustment. JAMA 2008;300(14):1665-73.
27. Zaros MC, Curtis JR, Silveira MJ, Elmore JG. Opportunity lost: end-of-life discussions in cancer patients who die in the hospital. J Hosp Med 2013;8(6):334-40.
28. Hancock K, Clayton JM, Parker SM, Walder S, Butow PN, Carrick S, et al. Discrepant perceptions about end-of-life communication: a systematic review. J Pain Symptom Manage 2007;34(2):190-200.
29. Seifart C, Hofmann M, Bär T, Riera Knorrenschild J, Seifart U, Rief W. Breaking bad news-what patients want and what they get: evaluating the SPIKES protocol in Germany. Ann Oncol 2014;25(3):707-11.
30. Narayanan V, Bista B, Koshy C. 'BREAKS' Protocol for Breaking Bad News. Indian J Palliat Care 2010;16(2):61-5.
31. Kirshblum S, Fichtenbaum J. Breaking the news in spinal cord injury. J Spinal Cord Med 2008;31(1):7-12.
32. Baile WF, Buckman R, Lenzi R, Glober G, Beale EA, Kudelka AP. SPIKES - a six-step protocol for delivering bad news: application to the patient with cancer. Oncologist 2005;5(4):302-11.
33. Beale EA, Baile WF, Aaron J. Silence is not golden: communicating with children dying from cancer. J Clin Oncol 2005;23(15):3629-31.
34. Makoul G. The SEGUE Framework for teaching and assessing communication skills. Patient Education and Counseling 2001;45(1):23-34.
35. Tuffrey-Wijne I. A new model for breaking bad news to people with intellectual disabilities. Palliat Med 2013;27(1):5-12.

PRINCIPAIS SINTOMAS EM CUIDADOS PALIATIVOS ONCOLÓGICOS

Tânia Tonezzer ▪ Larissa Louise Campanholi

> *"Os cuidados paliativos devem responder a qualquer tipo de sofrimento e devem procurar prevenir e aliviar não apenas o sofrimento físico e psicológico, mas também o sofrimento social e espiritual do indivíduo e seus familiares".* (WHO, 2017)[1]

A atuação fisioterapêutica nos cuidados paliativos (CP) em pacientes oncológicos é desafiadora e exige, como filosofia e prática, a atuação sinérgica de uma equipe multiprofissional, uma vez que esse tipo de assistência tem como principal objetivo o cuidado integral da pessoa, levando em conta que aquelas condições e sofrimentos de ordens física, emocional, espiritual e social estão sempre interligados. O profissional fisioterapeuta pode atuar, pelas suas competências, na esfera do controle de sintomas de ordem física e daqueles ligados ao movimento, em todas as condições clínicas desses pacientes, a partir do diagnóstico até a condição de terminalidade da doença.[2]

O controle sintomatológico da dor física tem lugar de destaque e prioridade nos CP, pois impacta direta e significativamente na qualidade de vida e demais domínios de sofrimento da pessoa. Da mesma forma, o tratamento de outros sintomas e efeitos colaterais do câncer e seus tratamentos deve incorporar terapias farmacológicas, não farmacológicas e complementares, sendo fundamental a manutenção da independência e a autonomia do paciente. Neste contexto, a Fisioterapia pode atuar e auxiliar o paciente a viver o mais ativamente possível, potencializando capacidades e funções remanescentes.[3]

Para fins didáticos, serão descritos na **Tabela 5-1** os principais sintomas apresentados por pacientes em CP, destacando as possíveis atuações e técnicas fisioterapêuticas.

Tabela 5-1. Principais Sintomas e Disfunções de Pacientes em Cuidados Paliativos Oncológicos e as Respectivas Estratégias Terapêuticas Não Farmacológicas que Podem Ser Realizadas pela Fisioterapia

Sintomas	Técnicas e recursos
Alterações da mucosa oral: mucosite	Biofotomodulação: *Laser* de baixa intensidade
Ansiedade e depressão	Hidroterapia, técnicas de relaxamento, massoterapia, atividade física, acupuntura, terapias por exercícios
Constipação	Cinesioterapia, terapia manual
Derrame pleural (toracocentese/pleurodese)	Posicionamento no leito, controle postural, conscientização diafragmática, estimulação proprioceptiva do diafragma e direcionamento de fluxo, recondicionamento aeróbico
Dispneia, tosse e hipersecreção de vias aéreas	Fisioterapia respiratória (padrões ventilatórios e conscientização diafragmática; manobras desobstrutivas; manobras reexpansivas); recondicionamento aeróbico; técnicas de conservação de energia; orientação postural e técnicas de relaxamento; oxigenoterapia; ventilação não invasiva; uso do ventilador
Distúrbios do sono	Terapia por exercício físico, caminhadas, técnicas de relaxamento, acupuntura, terapias integrativas (massagem, *reiki*, reflexologia, meditação e *Tai Chi Chuan*)
Fadiga	Cinesioterapia (terapia por exercícios aeróbicos e resistidos); técnicas de conservação de energia; terapia de distração
Fratura patológica	Técnicas de analgesia, redução do processo inflamatório local, ganho de amplitude de movimento, cinesioterapia, treinos de força muscular, sensório-motor, de coordenação e da marcha; indicação de dispositivos auxiliares de marcha e de coletes, se recomendado
Linfedema	Terapia física complexa (TFC): drenagem linfática manual, cuidados com a pele, enfaixamento compressivo funcional, contenção elástica e cinesioterapia
Náusea e vômito	Eletroestimulação nervosa transcutânea (TENS) no modo acupuntura no ponto PC6, *laser*, técnicas de relaxamento, acupuntura, eletroacupuntura

Tabela 5-1. *(Cont.)* Principais Sintomas e Disfunções de Pacientes em Cuidados Paliativos Oncológicos e as Respectivas Estratégias Terapêuticas Não Farmacológicas que Podem Ser Realizadas pela Fisioterapia

Sintomas	Técnicas e recursos
Neuropatia periférica	*Laser* de baixa intensidade, cinesioterapia, terapia por vibração (plataforma vibratória), medidas físicas e termoterapia (imersão em água quente), acupuntura, eletroterapia (TENS), terapia Scrambler, terapias integrativas (massagem, *reike*, reflexologia)
Síndrome da compressão medular	Controle de dor; prescrição de órteses estabilizadoras adaptação/treino de marcha, treino de transferências
Síndrome do imobilismo/ lesões por pressão/ trombose venosa profunda (TVP)	Medidas de prevenção, cinesioterapia, técnicas de terapia manual; ensinar aos cuidadores e familiares sobre o treino de transferências
Sarcopenia e caquexia	Terapia por exercícios (aeróbicos e de resistência)

Fontes: Barawid et al., 2015; Carvalho & Parsons, 2012; Kumar & Jim, 2010; Marcucci, 2005.[4-7]

CONSIDERAÇÕES FINAIS

A intervenção fisioterapêutica é fundamental para o controle de sintomas de pacientes em CP, pois tem muitos recursos e técnicas que podem auxiliar no conforto e alívio do sofrimento, buscando proporcionar uma melhor qualidade de vida.

REFERÊNCIAS BIBLIOGRÁFICAS

1. World Health Organization. Supporting countries to strengthen palliative care. 2017. [acesso em 6 jan 2020]. Disponível em: https://www.who.int/activities/supporting-countries-to-strengthen-palliative-care
2. Felicio E. Cuidados paliativos e fisioterapia: reflexões atuais. Cadernos. Centro Universitário São Camilo (São Paulo). 2006;12(2):87-91.
3. Pessini L. Distanásia: até quando prolongar a vida? São Paulo: Loyola/Centro Universitário São Camilo; 2001.
4. Barawid E, Covarrubias N, Tribuzio B, Liao S. The Bennefits of Rehabilitation for Palliative Care Patients. Am J Hosp Palliat Care. 2015;32(1):34-43.
5. Carvalho RT, Parsons AH. Manual de Cuidados Paliativos ANCP. 2. ed. Porto Alegre: Sulina; 2012.
6. Kumar SP, Jim A. Physical therapy in palliative care: From symptom control to quality of life: A critical review. Indian J Palliat Care. 2010;16(3):138-46.
7. Marcucci FCI. O Papel da Fisioterapia nos cuidados paliativos e pacientes com câncer. Rev Bras Cancerol. 2005;51(1):67-77.

RECURSOS TERAPÊUTICOS NO MANEJO DA FADIGA ONCOLÓGICA

Ellen Protzner Morbeck

As atuais diretrizes da Sociedade Americana de Oncologia Clínica (ASCO) afirmam que os pacientes com câncer devem receber os Cuidados Paliativos (CP) no início da doença concomitante ao tratamento curativo.[1]

A maioria dos pacientes com câncer avançado possui sintomas ao longo de sua trajetória da doença e muitas vezes de maior intensidade, à medida que a morte se aproxima. Toda equipe envolvida no cuidado dos pacientes em CP deve ser competente na avaliação e gerenciamento de sintomas.[2]

A fadiga é um dos sintomas mais comuns no paciente com câncer e em tratamento oncológico, desde o diagnóstico até seu fim de vida, acometendo 74% dos pacientes com câncer incurável e cerca de 88% nas últimas 1-2 semanas de vida. Ainda assim, é subdiagnosticada e subtratada pelos profissionais de saúde,[2] mas seu impacto é direto na qualidade de vida da pessoa doente, levando à angústia e sofrimento.[3]

Sua prevalência é de 60% a 90%, podendo ser da própria doença, do tratamento oncológico e do sedentarismo do paciente, sendo relatado em 40% dos pacientes no momento do diagnóstico; 80% a 90% durante o tratamento; 21% durante a quimioterapia; 54% com quimioterapia e radioterapia associadas.[3]

A fadiga relacionada com o câncer é diferente de outros tipos de fadiga por causa de sua gravidade, persistência e sua incapacidade de alívio por meio de repouso ou sono[4] e é definida pela National Comprehensive Cancer Network (2010) como uma sensação persistente e subjetiva de cansaço relacionado com o câncer ou com o tratamento interferindo no funcionamento normal do indivíduo.[1]

Esse sintoma acarreta a percepção diminuída das capacidades física e mental de trabalho, que costuma ser relatada pelo paciente como dificuldade de realizar atividade do trabalho, da sua vida diária e de lazer. Desta forma, considera-se um quadro de sintoma total, abrangendo outras dimensões além da física.[3] O desconforto não é proporcional ao nível de atividade física, podendo estar presente a sensação antecipada de fraqueza ao iniciar as atividades.[1]

Fadiga total é compreendida pelas fadigas física, emocional e cognitiva. A associação destes sintomas de esferas multidimensionais acarreta, na vida do paciente, a perda de motivação e contato social. A fadiga física é aquela em que o cansaço vem ao realizar qualquer atividade de esforço físico. A Fadiga emocional ou afetiva é atribuída a perda de interesse em realizar atividades que lhe garantiam prazer anteriormente, perda de humor e de energia, ao passo que, a Fadiga cognitiva é oriunda do déficit de atenção, concentração, memória e agilidade mental.[3]

Os próprios pacientes utilizam os adjetivos apático, lento, desanimado, cansado, indiferente e paralisado para descreverem seu estado.[5] Os sintomas são persistentes, levando ao sofrimento significativo com prejuízo social, ocupacional e de outras áreas importantes da vida.

Watson *et al.* (2009)[6] definiram a fadiga como uma síndrome e utilizam como critérios:

- Energia diminuída.
- Necessidade aumentada de repouso, mesmo sendo desproporcional às mudanças no nível de atividade.
- Sintomas relacionados com os domínios físico, emocional e cognitivo.

ETIOLOGIA

Sua etiologia não é muito bem elucidada. No entanto envolve sistemas fisiológicos e bioquímicos que variam de acordo com o tipo de tumor, estágio da doença e tratamento.

O sistema nervoso central é um excelente regulador central da percepção da fadiga, por isto, estudos indicam que a fadiga dos músculos esqueléticos seja oriunda da redução progressiva ou interrupção da atividade física pelo sistema nervoso central.[2]

Além disto, a fadiga pode ser secundária à degradação de citocinas e outros mediadores pró-inflamatórios, agindo em níveis de humor, massa muscular, força e estado metabólico.[2]

AVALIAÇÃO

Consensos mundiais indicam que a fadiga deve ser um sintoma rastreado nos pacientes com câncer. A avaliação deve ser com base nas necessidades dos pacientes e ser realizada por instrumentos validados relacionados com fadiga. Entretanto não há uma recomendação clara sob o instrumento adequado.

Borges *et al.* (2018)[7] trazem o Pictograma da Fadiga (**Anexo 6**) como forma de avaliar a intensidade e o impacto da fadiga em pacientes com câncer. É um método rápido, simples, confiável e de fácil aplicação na prática clínica. Foi validado no Brasil, em 2007, em 584 pacientes com tipos e estágios diferentes de câncer.

O instrumento de avaliação amplamente utilizado em Cuidados Paliativos é a Escala de Avaliação de Sintomas de Edmonton (ESAS) (**Anexo 4**), que consiste numa escala numérica de variação de 0 a 10 pontos, sendo 0 a ausência do sintoma, e 10 o pior sintoma possível. Sua mensuração é feita diariamente.[8]

Avaliação da fadiga deve incluir um histórico focado em um exame médico completo, avaliação da fase da doença, avaliação dos sistemas cardiovascular, pulmonar e renal, avaliação de seu estado mental e de seus exames laboratoriais.[6]

Pacientes que se encontram em níveis moderados a graves de fadiga devem ser submetidos a uma avaliação de diagnóstico mais abrangente e focada com o objetivo de identificar condições que contribuam para o aumento da fadiga e comorbidades.[6]

Desde 2007, a Sociedade Americana de Oncologia Clínica (ASCO) e a Sociedade Americana de Hematologia (ASH) incluíram como critérios de avaliação clínica a capacidade reduzida de exercícios, falta de energia e capacidade limitada de realizar suas tarefas de vida diária.[1]

TRATAMENTO

O objetivo básico para o controle da fadiga é manter a capacidade funcional do paciente e minimizar as perdas funcionais, buscando os bem-estares biopsicossocial e espiritual. A tomada de decisão compartilhada entre o paciente e equipe multidisciplinar deve ocorrer durante o diagnóstico e em todas as fases da doença de pacientes cujo sintoma está pobremente manejado.

A equipe deve saber:[6]

- Reconhecer a realidade do paciente e o impacto da condição de seu sintoma.
- Fornecer informações sobre as possíveis causas, natureza e evolução da fadiga.
- Fornecer todas as informações sobre todas as intervenções e estratégias de tratamento disponíveis para o paciente.
- Considerar a idade do paciente, a gravidade de sua fadiga, suas preferências, experiências e resultados de seus tratamentos através de uma avaliação criteriosa.
- Oferecer tratamento e acolhimento para todos os grupos de apoio e cuidadores do paciente.

A abordagem terapêutica da fadiga em Cuidados Paliativos oncológicos é multimodal e amplamente difundida no cenário da oncologia. Dentre as modalidades de tratamentos, destacam-se:[1]

- Tratamento farmacológico: inibidores de acetilcolinesterase, antidepressivos, corticoides.
- Tratamento Nutracêuticos: L-Carnitina, Coenzima Q10, Ginseng de Wisconsin.

- Intervenção psicossocial: manejo do sofrimento psíquico e do processo de aceitação da doença.
- *Mindfulness*.
- Práticas integrativas como *yoga* e acupuntura.
- Terapia física:
  - Revisões sistemáticas e metanálises atuais destacam o exercício físico em pacientes com fadiga como o tratamento padrão ouro, melhorando as forças física e muscular, aumentando os níveis de atividades de vida diária e aptidão aeróbica. No entanto, a prescrição de exercício exata para os pacientes com fadiga ainda não é clara. As diretrizes atuais de prescrição de exercícios concentram-se no bem-estar geral de pacientes com câncer e com fadiga. As diretrizes orientam 150 minutos por semana de exercícios aeróbios e 2 dias por semana de treinamento de força muscular e exercícios de flexibilidade. Também sugerem que os pacientes realizem pelo menos de 3 a 5 horas de atividade moderada, semanalmente, para que seus efeitos colaterais da terapia sejam amenizados.

Os exercícios de intensidade moderada incluem caminhada rápida de 5 Km/hora, bicicleta ergométrica com esforço leve e exercícios de membros superiores e inferiores, mantendo 50% a 70% da frequência cardíaca máxima.[5]

O treinamento de resistência em intensidade moderada é seguro e demonstra diminuir lipídeos no sangue, otimizar a atividade imunológica e promover um estado anti-inflamatório em pacientes oncológicos.[9]

No ambiente hospitalar o treinamento instituído deve compreender exercícios físicos de aquecimento; treinamento de força muscular para membros inferiores, como subir e descer escada e rampas; transferências de pesos; exercícios de resistência para membros superiores; agachamento; trocas de posturas e exercícios aeróbios de bicicleta.[10] O treinamento resistido melhorou significativamente a autoestima, força muscular e a capacidade funcional dos pacientes.

CONSIDERAÇÕES FINAIS

A Fisioterapia encoraja o esforço e a atividade, dentro das limitações físicas do paciente, ajudando-o na manutenção de sua força muscular, com objetivo de proporcionar maior autonomia e independência em suas atividades de vida diária, além de reorganizar seu meio ambiente para acomodação de uma mobilidade mais reduzida.[11]

O bom gerenciamento dos sintomas em Cuidados Paliativos está associado à melhora na qualidade de vida dos pacientes e sua família, maior adesão ao tratamento proposto, e até aumento na sobrevida. Apesar disto, o sintoma continua sendo subestimado e subtratado.[12]

REFERÊNCIAS BIBLIOGRÁFICAS

1. Berger AM, Abernethy AP, Atkinson A, Barsevick AM, Breitbart WS, Cella D, et al. NCCN Clinical Practice Guidelines Cancer-related fatigue. J Natl Compr Canc Netw. 2010;8(8):904-31.
2. Carvalho RT, Souza MR, Franck EM, Polastrini RT, Crispim D, Jales SM, et al. Manual da residência de cuidados paliativos. Barueri, SP: Manole; 2018.
3. Yennurajalingam S, Bruera E. Palliative management of fatigue at the close of life: "it feels like my body is just worn out". JAMA. 2007;297(3):295-304.
4. Fabi A, Bhargava R, Fatigoni S, Guglielmo M, Horneber M, Roila F, et al. Cancer-related fatigue: ESMO Clinical Practice Guidelines for diagnosis and treatment. Ann Oncol. 2020;31(6):713-23.
5. Henson LA, Maddocks M, Evans C, Davidson M, Hicks S, Higginson IJ. Palliative Care and the Management of common distressing symptoms in advanced cancer: pain, breathlessness, nausea and vomiting and fatigue. J Clin Oncol. 2020;38(9):905-14.
6. Watson M, Lucas C, Hoy A, Wells J. Oxford Handbook of Palliative Care. 2nd ed. New York: Oxford University Press; 2009. p. 1035.
7. Borges AJ, Quintão MM, Chermont SS, Mendonça HT, Mesquita ET. Fatigue: A Complex Symptom and its Impact on Cancer and Heart Failure. Int J Cardiovasc Sci. 2018;31(4):433-42.
8. Monteiro DR, Almeida MA, Kruse MH. Tradução e adaptação transcultural do instrumento Edmonton Symptom Assessment System para uso em Cuidados Paliativos. Rev Gaúcha Enferm. 2013;34(2):163-71.
9. Hilarius DL, Kloeg PH, van der Wall E, Komen M, Gundy CM, Aaronson NK. Cancer-related fatigue: clinical practice versus practice guidelines. Support Care Cancer. 2011;19(4):531-8.
10. Moritz RD (org.). Cuidados Paliativos nas unidades de terapia intensiva. São Paulo: Editora Atheneu; 2012. p. 99-101.
11. Alveno DA, Antunes BO. Definições e conceitos. In: Cunha TMN, Lucato JJ. Guia Prático de Fisioterapia e Cuidados Paliativos no Ambiente Hospitalar. Rio de Janeiro: Atheneu; 2018. p. 328-43.
12. Doro MP, Pelaez JM, Wenth RC. Onco-hemato-transplante: o caminho com cuidados paliativos. Curitiba: Editora Prismas; 2018.

RECURSOS TERAPÊUTICOS PARA O MANEJO DA DISPNEIA

CAPÍTULO 7

Carla Marzullo Plens

A dispneia é definida como *"uma experiência subjetiva de desconforto respiratório que consiste em sensações qualitativamente distintas que variam em intensidade. A experiência deriva de interações entre múltiplos fatores fisiológicos, psicológicos, sociais e ambientais e podem induzir respostas fisiológicas e comportamentais secundárias"*.[1]

É um dos sintomas mais comuns na fase de final de vida e é experienciada pela maioria dos pacientes com câncer avançado em algum momento de sua doença, com estudos relatando uma prevalência de 15% a 55% no diagnóstico inicial e de 40% a 90% nos estágios de terminalidade da doença, principalmente, em pacientes com câncer de pulmão.[2-4]

A dispneia é o quarto motivo mais frequente de o paciente em Cuidado Paliativo (CP) visitar o pronto-socorro nos últimos 6 meses de vida, sendo causa de sofrimento para os pacientes, familiares, cuidadores e profissionais de saúde, além de proporcionar impacto financeiro ao sistema de saúde.[5,6]

Sendo um sintoma, a combinação de "sensação" (ativação neural resultante de estimulação de um receptor periférico) com "percepção" (reação do indivíduo a essa sensação), fatores psicológicos, sociais e culturais pode influenciar a reação a uma sensação. O contexto em que uma sensação ocorre, também, pode afetar sua percepção, e a mesma sensação pode, por exemplo, ser considerada normal durante um exercício intenso, ou um sinal de doença quando em repouso.[1,7,8]

Níveis crescentes de dispneia correlacionam-se com menores níveis de capacidade funcional e com diminuição das atividades de vida diária, aumentando assim a fadiga, o sedentarismo e o descondicionamento físico, o que piora a dispneia, levando à depressão, isolamento social, medo e ansiedade, causando impacto na qualidade de vida dos pacientes, familiares e cuidadores.[2,5,7]

45

FISIOPATOLOGIA

A fisiopatologia da dispneia é complexa e multifatorial. A medula no tronco cerebral, o córtex motor e o sensorial, quimiorreceptores periféricos e centrais e mecanorreceptores nas vias aéreas, pulmões e na parede torácica são os principais locais de ação, responsáveis pela percepção da dispneia.[7]

Os pacientes frequentemente relatam três distintas sensações: esforço respiratório, aperto no peito e fome de ar, que se correlacionam com os mecanismos fisiopatológicos da dispneia.[7,9,10]

O esforço respiratório é experienciado pela ativação de vias proprioceptivas durante a respiração. Esta sensação aumenta sempre que os músculos inspiratórios devem gerar maior pressão (quando enfrentam uma carga elástica, resistiva ou limiar adicional), ou quando a capacidade de geração de pressão dos músculos respiratórios é reduzida (quando os músculos estão enfraquecidos, fatigados ou mecanicamente desfavorecidos).[5,11]

A sensação de aperto no peito é relativamente específica à estimulação dos receptores das vias aéreas em razão da broncoconstrição, enquanto a sensação de fome de ar é aumentada pelo desequilíbrio entre o *drive* respiratório e a ventilação pulmonar decorrente da hipóxia ou hipercapnia.[7]

Enquanto o centro respiratório na medula controla a respiração, a percepção de dispneia é o resultado da estimulação cortical. Os quimiorreceptores periféricos na carótida e aorta, além dos centrais localizados no bulbo, detectam anormalidades nos gases sanguíneos (alterações na pressão parcial de oxigênio – PaO_2 – e de dióxido de carbono – $PaCO_2$) e, juntamente com os mecanorreceptores pulmonares e dos músculos respiratórios (respondendo a alongamentos e irritantes pulmonares), estimulam o centro respiratório medular, e a atividade motora respiratória é aumentada. O córtex cerebral é ativado, simultaneamente, contribuindo diretamente para a percepção de dispneia.[2,12,13]

Estudos recentes de neuroimagem mostraram que, como a dor, a dispneia causa ativação neuronal no sistema límbico, responsável pelo processamento emocional, e distúrbios fisiológicos semelhantes na respiração podem ser experienciados de maneira diferente, sendo modulados por emoções e vice-versa.[14]

A **Figura 7-1** apresenta um esquema representativo dos mecanismos fisiopatológicos da dispneia.

ETIOLOGIA

A causa da dispneia em CP é, muitas vezes, multifatorial, podendo ser reversível ou irreversível, e estar relacionada com o próprio câncer, com as comorbidades do paciente, com o tratamento oncológico e com o estado emocional. É essencial seu entendimento para a avaliação e manejo adequado da dispneia em pacientes com câncer.[16]

```
                    ┌─────────────────────┐
                    │   Córtex cerebral   │
                    │ Estresse psicológico│
                    │        ↓ ↑          │
                    │      Dispneia       │
                    └─────────────────────┘
                              ↕
                    ┌─────────────────────┐
                    │ Centro respiratório │
                    │      na medula      │
                    └─────────────────────┘
                              ↓
┌───────────────┐   ┌─────────────────────┐   ┌───────────────┐
│Quimiorreceptores│ │  Pulmão e músculos  │   │Mecanorreceptores│
│  (hipoxemia e  │←→│    respiratórios    │←→│  (alongamentos │
│   hipercapnia) │  │                     │  │    pulmonares  │
│                │  │                     │  │   e irritantes)│
└───────────────┘   └─────────────────────┘   └───────────────┘
```

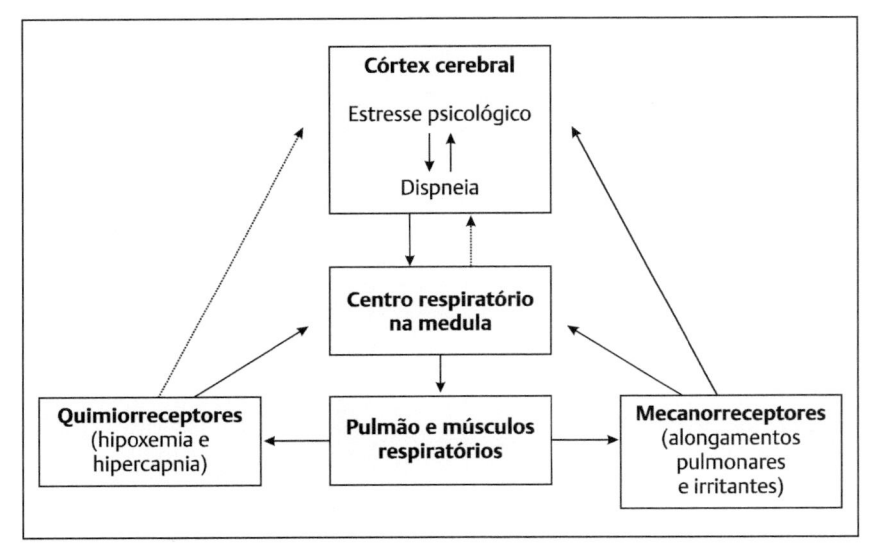

Fig. 7-1. Mecanismos fisiopatológicos da dispneia. (Adaptada de Bruera & Neumann, 1998.)[15]

A alta prevalência da dispneia em CP pode ser atribuída a várias causas, sejam elas pulmonares, como doença metastática progressiva, derrame pleural maligno e obstrução das vias aéreas; sejam extrapulmonares, como anemia, insuficiência cardíaca congestiva, fraqueza muscular, dor e fadiga.[17]

Outras condições que desempenham importante papel na etiologia da dispneia são a ansiedade e o pânico, que, por sua vez, podem exacerbar-se pela dispneia criando um ciclo vicioso; alterações sistêmicas, como astenia e caquexia, que estão presentes em mais de 80% das pessoas com câncer avançado e os sofrimentos espiritual e existencial, também relatados na literatura.[5,18]

Algumas das causas comuns de dispneia em pacientes com câncer estão listadas na **Tabela 7-1**.[2,17]

AVALIAÇÃO

A percepção da dispneia é subjetiva e multidimensional, sendo necessária uma avaliação holística para identificar fatores contribuintes além da dimensão física, e o padrão ouro para avaliação é o autorrelato do paciente.[10,12,13]

A dispneia pode ser classificada em: aguda (início súbito), crônica (presente por mais de quatro semanas), crônica agudizada (agravamento agudo do sintoma existente) ou refratária (quando persiste, apesar do tratamento ideal da condição subjacente) e pode manifestar-se de maneira contínua ou episódica. Pode ser desencadeada com o exercício físico ou em repouso.[19]

Tabela 7-1. Causas de Dispneia em Pacientes com Câncer

Relacionadas com o câncer	<ul><li>Derrame pleural maligno</li><li>Síndrome da veia cava superior</li><li>Metástase pulmonar/pleural</li><li>Obstrução/infiltração das vias aéreas ou vasos</li><li>Linfangite carcinomatosa</li><li>Ascite</li></ul>
Indiretamente relacionadas com o câncer	<ul><li>Pneumonia</li><li>Pneumonite</li><li>Pneumotórax</li><li>Embolia pulmonar</li></ul>
Relacionadas com comorbidades	<ul><li>Insuficiência cardíaca congestiva</li><li>Isquemia cardíaca</li><li>Arritmia cardíaca</li><li>Doença pulmonar obstrutiva crônica (DPOC)</li><li>Doença pulmonar intersticial</li></ul>
Relacionadas com o tratamento	<ul><li>Fibrose pulmonar</li><li>Pericardite</li><li>Toxicidade cardíaca ou pulmonar</li><li>Cirurgia (pneumectomia)</li></ul>
Outras causas	<ul><li>Hipersecreção respiratória</li><li>Dor</li><li>Ansiedade</li><li>Anemia</li><li>Fraqueza muscular</li><li>Descondicionamento cardiorrespiratório</li></ul>

Fonte: Patel, 2018;[2] Periyakoil, et al., 2019.[17]

Considerando se tratar de um sintoma (a percepção de um estado interno anormal ou angustiante), a dispneia pode ser experienciada de forma variável por diferentes pacientes e, geralmente, investigações clínicas e laboratoriais isoladamente (hipoxemia, hipercapnia, taquipneia, uso de musculatura acessória ou retrações esternais) não fornecem informações confiáveis sobre a expressão de dispneia do paciente com câncer e sequer podem inferir a gravidade e o impacto na qualidade de vida.[7,13]

O conceito de "dispneia total", com base no conceito de dor total de Cicely Saunders, descreve a experiência de dispneia do paciente nos quatro domínios (físico, psicológico, social e espiritual). Além disso, pode fornecer aos profissionais de saúde uma estrutura útil de avaliação multidimensional e de manejo da dispneia com intervenções apropriadas para abordar os problemas em cada domínio, pois cada um deles pode contribuir para a percepção da gravidade da dispneia.[5,7,12,16,20]

A avaliação da dispneia deve ser minuciosa e individualizada, inicialmente com anamnese completa, exame físico e alguns exames laboratoriais e de imagem, como radiografia do tórax, eletrocardiograma, hemograma completo, teste de eletrólitos e oximetria de pulso, para determinar as possíveis causas subjacentes, se são primárias à doença, secundárias ao tratamento ou decorrente de comorbidades associadas, e se são reversíveis ou não.[2,7,10]

Devem-se investigar a gravidade, características, frequência, tempo de duração, intensidade, fatores que desencadeiam, exacerbam e aliviam, assim como o curso da dispneia de acordo com a trajetória da doença. Outros aspectos importantes a serem avaliados são o impacto na funcionalidade, a resposta à terapêutica, a presença de dor e fatores emocionais associados, como a ansiedade.[9,10,21]

Algumas ferramentas para avaliação da dispneia utilizadas na prática são as escalas unidimensionais: Escala Visual Analógica (**Anexo 7**), Escala de Classificação Numérica (**Anexo 8**), Escala de Borg Modificada (**Anexo 9**) e a Escala de Dispneia do Medical Research Council (MRC) (**Anexo 10**) que mensuram a intensidade, a tolerância ao exercício e a eficácia terapêutica; e as multidimensionais: Escala de Avaliação de Sintomas de Edmonton (ESAS) (**Anexo 4**), Escala de Ansiedade e Depressão Hospitalar (HADS) (**Anexo 11**), Questionário de Qualidade de Vida (SF12) (**Anexo 12**), *European Organization for Research and Treatment of Cancer Quality of Life of Palliative Care Questionnaire-Core15* (EORTC-QLQ-C15-PAL) (**Anexo 5**) que por sua vez mensuram vários sintomas e qualidade de vida.[5,21,22]

A ESAS é uma ferramenta simples, validada em pacientes com câncer, e a mais utilizada em CP no mundo. Pode mensurar a dispneia de forma isolada através da escala de classificação numérica, que varia de 0 (nenhum sintoma) a 10 (pior sintoma), como também mensurar os 10 sintomas comuns, nas últimas 24 horas (dor, fadiga, náusea, depressão, ansiedade, sonolência, dispneia, apetite, sono e sensação de bem-estar), gerando um escore total, considerado como a soma de todos os sintomas (**Anexo 4**).[23,24]

Para pacientes que não conseguem fornecer um autorrelato de dispneia, existe a Escala de Observação do Desconforto Respiratório (**Anexo 13**), com vários parâmetros de observação, incluindo frequência cardíaca, frequência respiratória, uso da musculatura acessória, padrão paradoxal da respiração, inquietação, grunhidos no final da expiração, batimento de asa de nariz e uma apresentação de face de medo. Escores menores que 3 significam pouco ou nenhum desconforto respiratório, e escores ≥ 3 representam uma necessidade de intervenção mais intensa da equipe de CP para o controle do desconforto respiratório.[25,26]

Um fator importante é entender a trajetória natural da doença, qual etapa o paciente se encontra, para podermos estabelecer a avaliação adequada e prioridades do tratamento de forma humanizada, com o foco centrado no paciente, e de acordo com o prognóstico.[17,19,27,28]

MEDIDAS GERAIS DE TRATAMENTO

A abordagem inicial no manejo da dispneia deve ter como objetivo identificar e, se possível, tratar suas causas subjacentes. No entanto, mesmo quando a causa da dispneia foi determinada, os sintomas podem persistir, apesar do tratamento ideal, e os cuidados de conforto tornam-se prioridade neste momento.[7,9]

A **Tabela 7-2** lista algumas condições que contribuem para a etiologia da dispneia, com seus respectivos tratamentos específicos.[17]

A dispneia sendo um sintoma multidimensional não pode ser totalmente tratada, a menos que seu manejo seja multimodal, com diferentes tratamentos utilizados, dependendo de fatores físicos, emocionais, psicossociais, ambientais e culturais.[29]

A trajetória típica dos pacientes com câncer avançado é mais previsível que outras doenças em CP, com período curto de evidente declínio funcional na fase de final de vida. A funcionalidade, geralmente, é preservada por longo período no curso da doença, seguida de um declínio nas últimas semanas a meses, o que sugere a piora da doença metastática e suporta a transição dos tratamentos modificadores da doença para maior ênfase aos CP exclusivos.[17]

Enquanto os sintomas surgem, predominantemente, aos esforços físicos, as medidas específicas para o tratamento da doença e a resolução de causas reversíveis devem ser priorizadas. Na fase de terminalidade da doença, à medida que os sintomas se apresentam, predominantemente, em repouso, as medidas paliativas para o controle do sintoma devem ter maior importância. Em contrapartida, na fase de final de vida as medidas paliativas são exclusivas.

Tabela 7-2. Condições que Contribuem para Dispneia e seu Tratamento Específico

Etiologias	Tratamentos
Derrame pleural	Toracocentese, pleurodese, drenagem pleural
Síndrome da veia cava superior	Corticosteroides, radioterapia
Obstrução maligna de via aérea	Cirurgia, radioterapia, *laser*, *stent*, traqueostomia
Anemia	Transfusão sanguínea
Linfangite carcinomatosa	Quimioterapia
Tromboembolismo pulmonar	Anticoagulação
Pneumonia	Antibióticos, antifúngicos
Ascite	Paracentese
Dor	Otimizar analgesia

Fonte: Periyakoil et al., 2019.[17]

Os tratamentos farmacológicos e não farmacológicos para o manejo da dispneia em pacientes com doenças avançadas devem ser implementados de forma integrada ao tratamento das causas subjacentes, sendo prioridade se o objetivo for conforto em fase final de vida em vez de aumento da sobrevida, e medidas invasivas devem ser evitadas, por não serem efetivas e causarem desconforto ao paciente.[30,31]

TRATAMENTO FARMACOLÓGICO

Opioides

Os opioides são os agentes utilizados para o alívio farmacológico da dispneia, sendo a morfina o agente mais indicado, embora existam também estudos com a codeína e o fentanil. O mecanismo de ação parece complexo e é mediado via receptores opioides do sistema cardiorrespiratório, bem como diferentes áreas do sistema nervoso central (córtex cingulado anterior, tálamo, córtex frontal e tronco cerebral).[32]

Podem ser usados nas crises agudas ou no controle de sintomas em pacientes ambulatoriais, não sendo evidenciados efeitos adversos graves. As vias de administração recomendadas são as orais e parenterais (endovenosa ou subcutânea). A administração de opioides por nebulização não é recomendada.[32]

Benzodiazepínicos

Os benzodiazepínicos não devem ser usados como terapia de primeira linha para dispneia, mas podem ser considerados quando os opioides e medidas não farmacológicas falharam em controlar a dispneia em fase de final de vida ou, principalmente, em pacientes com ansiedade. Os agentes usados são: midazolam, alprazolam, diazepam ou clonazepam.[12,33]

Corticosteroides

Os corticosteroides são agentes anti-inflamatórios recomendados quando a dispneia é causada por broncospasmo, obstrução das vias aéreas, pneumonite ou síndrome da veia cava superior. A dexametasona é o agente mais comum usado em CP por causa de sua potência e longa duração de ação, permitindo a administração por via subcutânea uma vez ao dia.[10,34]

Diuréticos

Atualmente existem evidências suficientes para afirmar que a hidratação não tem efeito positivo na qualidade de vida do paciente em final de vida. Balanços hídricos positivos estão associados à piora da dispneia. Se a sobrecarga hídrica for um fator contribuinte para a dispneia, a hidratação parenteral deve ser diminuída ou descontinuada com ou sem a associação de baixas doses de diuréticos (furosemida), em pacientes com sintomas respiratórios intensos em cuidados de fim de vida.[30,35]

Oxigenoterapia

Não há evidências da suplementação de oxigênio (O_2) para o alívio da dispneia, a menos que o paciente apresente hipoxemia. Considerando as desvantagens decorrentes do risco de lesões nasais e da dependência psicológica, não deve ser recomendado seu uso de rotina. A suplementação de O_2 é indicada, para alívio da dispneia, em pacientes hipoxêmicos, por exemplo, com DPOC ou que usam suplementação de oxigênio prévia.[12,36]

Abernethy et al. (2010)[37] não demonstraram benefício incremental da suplementação de oxigênio sobre o ar ambiente, para o alívio da dispneia refratária em pacientes com doenças limitantes da vida e hipoxemia menos grave ($PaO_2 > 55$ mmHg). Um estudo duplo-cego de Campbell, Yarandi e Dove-Medows (2013)[38] avaliaram o benefício da administração de oxigênio a pacientes que estavam em fase de final de vida, alternando, aleatoriamente, ar medicinal (cânula nasal com fluxo de ar), oxigênio suplementar e nenhum fluxo a cada 10 minutos, por uma hora. A maioria dos pacientes (91%) não apresentou aumento do desconforto respiratório, quando o oxigênio foi retirado.

TRATAMENTO NÃO FARMACOLÓGICO

Existem várias estratégias não farmacológicas utilizadas para o manejo da dispneia, que são eficazes, de baixo custo e proporcionam conforto e bem-estar ao paciente e família. Elas complementam o tratamento farmacológico e devem ser oferecidas tanto nos estágios de diagnóstico da doença, quanto no tratamento em fases avançadas.[31]

A abordagem não farmacológica é multidisciplinar, e o fisioterapeuta desempenha um papel importante na equipe, utilizando técnicas e posicionamentos que ajudam na manutenção da via aérea pérvia, no relaxamento da musculatura acessória, e redução do trabalho respiratório, realizando exercícios físicos para combater o imobilismo e melhorar o condicionamento físico, bem como orientando estratégias para conservação de energia e controle da ansiedade.

Uma revisão sistemática da Cochrane, de 2008, atualmente sendo atualizada, demonstrou alto nível de evidência no manejo da dispneia com intervenções não farmacológicas, como estimulação elétrica neuromuscular e vibração torácica, e moderada evidência para dispositivos de marcha e treinamento respiratório, porém considerou que recomendações para a prática clínica em outras condições patológicas são limitadas, pois a maioria dos pacientes participantes nos estudos tinha DPOC.[31]

Discutiremos algumas estratégias não farmacológicas importantes no manejo da dispneia.

Suporte Educacional
Paciente, familiar e cuidador devem ser orientados:

- Quanto às causas da dispneia e seu impacto na funcionalidade e qualidade de vida, esclarecendo dúvidas de forma simples e clara.
- A reconhecer fatores que desencadeiam ou exacerbam a dispneia, e, se possível, evitá-los, e a conhecer e utilizar medidas que aliviam.
- A manter um nível mínimo de atividade física de acordo com sua condição funcional e intensidade da dispneia.
- A melhorar a circulação de ar no ambiente, abrindo janelas e portas.
- A evitar odores fortes, perfumes e fumaça de cigarro.

Ventilador Portátil
O uso de ventilador portátil, com o fluxo de ar direcionado para a face do paciente, é uma das intervenções não farmacológicas mais efetivas no manejo e no alívio da dispneia. Observações clínicas sugerem que existem mecanorreceptores nas vias aéreas superiores e na região da face que são estimulados com o fluxo de ar, bem como alterações na temperatura facial por resfriamento, podendo afetar os padrões de ventilação e modificar a sensação da dispneia.[11,39,40]

O ventilador portátil é um equipamento simples, barato, de fácil acesso e ainda permite que o próprio paciente ou familiar/cuidador possa auxiliar no controle do sintoma. O fisioterapeuta deve explicar o benefício da técnica e dar instruções e demonstrações do uso adequado quanto ao posicionamento do fluxo de ar a uma distância confortável, geralmente 15-20 centímetros da face direcionado para nariz e boca.[16,41]

Técnicas Respiratórias e Posicionamento
Várias técnicas de respiração são recomendadas e podem ser ensinadas aos pacientes e familiares/cuidadores.[16,42]

A cinesioterapia respiratória pode ser implementada com exercícios diafragmáticos e exercícios com freno labial associado a posicionamento adequado (por exemplo, o decúbito dorsal semielevado no leito) para favorecer a ação do músculo diafragma e promover relaxamento dos músculos acessórios, melhorando, assim, a mecânica respiratória e a ventilação pulmonar, diminuindo o trabalho respiratório e a sensação de dispneia.

De acordo com a condição clínica e funcional do paciente outros padrões ventilatórios (respiração em tempos, abreviada, soluços inspiratórios) e uso de incentivadores respiratórios podem ser ensinados e realizados para melhora da ventilação pulmonar, assim como exercícios de alongamento e relaxamento do pescoço e cintura escapular também podem ser realizados para alívio da tensão em musculatura acessória.

Os exercícios respiratórios, para que sejam eficazes no alívio da dispneia, necessitam ser realizados regularmente para que o paciente aprenda a executá-los, adequadamente, fora da crise de dispneia.

Dentre as manobras de higiene brônquica, a vibração torácica tem sido descrita na literatura como eficaz. Consiste em manobra manual de vibração no tórax, apoiando as mãos nos arcos costais, aplicada na fase expiratória do ciclo respiratório, de forma constante, lenta e moderada, para facilitar a mobilização de secreções.

O treinamento muscular respiratório diário por pelo menos 3 meses pode ser indicado para o manejo da dispneia em pacientes com câncer de pulmão, *status* funcional mais alto e expectativa de vida maior que 3 meses.[43]

Os posicionamentos adequados a serem ensinados aos pacientes e familiares/cuidadores para alívio do sintoma devem favorecer a função respiratória e reduzir o esforço físico:

- Em ortostatismo (se o paciente estiver deambulando), inclinar o corpo ligeiramente para frente e apoiar os braços sobre alguma mobília ou inclinar o corpo na parede.
- Sentado, inclinar o corpo para frente e apoiar os braços sobre uma mesa ou sobre as pernas (pode-se colocar travesseiros para o apoio); ou sentar-se recostado em poltrona.
- Deitado, manter posicionamento em decúbito dorsal elevado ou semielevado, e em decúbito lateral, em caso de doenças unilaterais, manter o pulmão comprometido para baixo no leito.

O posicionamento adequado da cabeça e vias aéreas na fase de final de vida evita a queda da língua, evita o acúmulo e auxilia na remoção de secreção, melhorando o desconforto respiratório e o barulho ruidoso (sororoca), diminuindo, também, a angústia dos familiares com relação ao barulho. A aspiração de vias aéreas deve ser avaliada com critério, por ser um procedimento desconfortável, e ser realizada apenas se necessário para diminuir a secreção em via aérea superior. É indicado o uso de medicamentos anticolinérgicos (escopolamina ou atropina) para diminuir a produção de secreção. Nestes pacientes, o médico também pode considerar a sedação paliativa, caso o sintoma permaneça refratário, mesmo diante da otimização da terapêutica farmacológica e não farmacológica.[30]

A mudança de decúbito em pacientes acamados deve ser realizada para mobilizar secreção pulmonar, além da prevenção de lesão por pressão, porém, deve ser realizada com menor frequência em pacientes com prejuízo da capacidade funcional abaixo de 30% na escala da Karnofsky (KPS) (**Anexo 2**) ou na escala *Palliative Performance Scale* (PPS) (**Anexo 1**).

Ventilação Mecânica Não Invasiva (VMNI)
A indicação da VMNI pode ser considerada de acordo com a causa da dispneia. Se a dispneia for oriunda de uma condição reversível, a VMNI pode ser utilizada para controlar o sintoma, concomitantemente às intervenções para tratar a causa; sendo uma causa irreversível, em uma condição de progressão da doença, o uso da VMNI é controverso e tem sido descrito, por um lado, como um tratamento fútil que causa prolongamento do processo de morte, ou, por outro lado, como uma ferramenta para melhorar o conforto em fase de final de vida.[44,45]

A VMNI pode ser usada temporariamente, até que se identifique a causa da dispneia e estabeleça o prognóstico, permitindo um tempo suficiente para, através de discussão com paciente e família, conhecer seus valores e preferências; para manter a cognição e a capacidade de comunicação, enquanto algum membro da família chega para se despedir e, também, para dar tempo de o paciente completar seus últimos desejos.[46]

Mobilização Sistêmica, Dispositivos de Auxílio e Eletroestimulação
A dispneia é um sintoma desagradável, que faz com que o paciente reduza suas atividades físicas para evitá-lo, o que leva ao descondicionamento muscular e com isso aumento da demanda respiratória e piora da dispneia, levando a um ciclo vicioso. Pacientes independentes ou semidependentes devem ser estimulados a realizar mobilização global e deambulação, para melhorar os condicionamentos muscular e cardiorrespiratório, o que contribui para minimizar a fadiga e a dispneia.[47]

Estudos observaram redução da dispneia com o uso de andador para auxílio da marcha em pacientes com DPOC. Este benefício pode ser atribuído pela melhora da função mecânica respiratória, com a postura do corpo inclinada para frente e fixação da cintura escapular com os membros superiores apoiados no andador. Entretanto, este benefício não pode ser necessariamente extrapolado para outras condições como para pacientes com câncer avançado, sendo necessário mais estudos.[31]

A fraqueza muscular é considerada um fator predisponente para a dispneia, porém o exercício físico nem sempre é viável para pacientes dispneicos com doenças avançadas. A estimulação elétrica neuromuscular tem sido proposta com objetivo de manter ou aumentar a força muscular, a tolerância ao exercício e minimizar a dispneia naqueles pacientes com expectativa de vida de meses a anos.[48]

Reabilitação Pulmonar
A reabilitação pulmonar (RP) é um programa que abrange toda a equipe multidisciplinar pois envolve a educação do paciente, os exercícios físicos e

respiratórios, a nutrição adequada, as intervenções comportamentais e tem como objetivo melhorar a capacidade funcional dos pacientes limitados pela dispneia e pelo descondicionamento. Inicialmente, foi estruturada para pacientes com DPOC, porém, outras patologias também se beneficiam da RP, como, por exemplo, pacientes com câncer de pulmão. É comum que pacientes com câncer de pulmão que foram tabagistas por longa data também tenham DPOC.[49]

A RP alivia a dispneia e a fadiga, melhora a função emocional e melhora a sensação de controle que os indivíduos têm sobre sua condição. Pode ser indicada para pacientes com expectativa de vida de meses a anos e não é recomendada para pacientes com expectativa de vida de semanas a poucos meses.[17]

Técnicas de Conservação de Energia

Orientações de técnicas de conservação de energia ajudam os pacientes a adaptarem sua rotina de atividades diárias para que possam gerenciar de maneira mais eficiente a dispneia. Envolvem planejamento para adaptação e fracionamento das atividades, mudança no ritmo, organização do tempo e do ambiente, estabelecimento de metas com prioridades de tarefas diárias que são importantes para o indivíduo.[16]

Algumas orientações sobre técnicas de conservação de energia:

- Procurar controlar a respiração ao realizar todas as atividades, inspirando ao realizar o movimento menos cansativo e expirando ao realizar o movimento que requer maior esforço. Por exemplo: ao puxar ou empurrar um objeto, inspirar sem realizar o movimento e expirar lentamente ao puxar ou empurrar o objeto; ao sentar-se na cadeira, inspirar enquanto em pé (sem realizar o movimento) e expirar lentamente ao sentar-se; ao levantar-se, inspirar enquanto sentado (sem realizar o movimento) e expirar lentamente ao se levantar, se necessário utilizar apoio das mãos; ao subir escadas, inspirar lentamente enquanto parado e depois subir alguns degraus, enquanto expira lentamente.
- Alternar entre atividades leves e cansativas ao longo do dia, reservar o horário do dia em que se sente mais disposto para realizar as atividades mais cansativas, planejar repouso antes e depois destas atividades e adaptar o ambiente para minimizar o gasto de energia. Por exemplo, ao tomar banho, realizar sentado numa cadeira, deixar os utensílios (sabonete, esponja e outro itens necessários) na altura entre os ombros e cintura; utilizar barras de apoio; evitar secar-se com toalha ou realizar a troca sentado; preferir utilizar roupão ou enrolar se em toalha grande e deixar o corpo secar enquanto descansa; ao vestir-se, preparar as roupas antecipadamente e colocar em ordem para vesti-las, preferir roupas largas ou com elasticidade, com botões, fechos ou velcros na frente; usar sapatos sem cadarços ou com velcros e antiderrapantes, vestir-se sentado e calçar meias e sapatos

sentado (colocar em cima da outra perna) ou com pés apoiados em banco ou cadeira, se necessário usar calçadeira.

Intervenções Psicoterapêuticas

Técnicas de gerenciamento ativo de questões psíquicas, como ansiedade, depressão, estresse e angústia, são fundamentais para minimizar o impacto da sensação da dispneia, mesmo quando a causa não puder ser tratada. Terapias cognitivo-comportamentais podem auxiliar os pacientes a desenvolverem domínio sobre seus sintomas e interromper o ciclo de dispneia e ansiedade. Familiares e cuidadores também devem receber suporte emocional.[16]

Práticas Integrativas e Complementares (PICS)

As PICS são práticas e terapias que têm como objetivo complementar os tratamentos convencionais no alívio de sintomas físicos e emocionais. Pacientes com câncer avançado em CP recorrem às PICS para controlar, principalmente, os sintomas de dor, dispneia e fadiga. A ansiedade tem alta prevalência nestes pacientes, o que pode contribuir para o aumento da sensação de dispneia. Existem estudos que apoiam o uso de algumas modalidades de PICS no tratamento de sintomas altamente prevalentes.[50-52]

As práticas mente-corpo, como meditação, técnicas de relaxamento, massoterapia, musicoterapia, *yoga, reiki* são recomendadas como suporte para pacientes que apresentam ansiedade e dor não adequadamente controlados, associados à dispneia. No entanto, as evidências científicas para a eficácia clínica dessas terapias no manejo da dispneia são limitadas por causa da escassez de pesquisas sistemáticas de alta qualidade. A acupuntura pode ser recomendada como tratamento adjuvante da dor em pacientes oncológicos, porém não há evidências suficientes para apoiar ou refutar seu benefício no alívio da dispneia.[50-52]

CONSIDERAÇÕES FINAIS

A dispneia é um sintoma comum em pacientes com doenças avançadas, sua fisiopatologia é complexa e multifatorial, seu tratamento depende da expectativa de vida estimada para o paciente. O manejo da dispneia em Cuidados Paliativos requer uma abordagem holística individualizada, com objetivo de controlar o ciclo vicioso entre distúrbio respiratório, alterações psicoemocionais e piora de funcionalidade, e envolve intervenções farmacológicas e não farmacológicas de forma integrada. Pacientes e familiares têm diferentes necessidades físicas, psicológicas, sociais e espirituais dependendo da trajetória da doença, sendo fundamental o papel da equipe multidisciplinar para diminuir o impacto da dispneia em sua qualidade de vida.

REFERÊNCIAS BIBLIOGRÁFICAS

1. American Thoracic Society. Dyspnea. Mechanisms, assessment and management: a consensus statement. Am J Respir Crit Care Med. 1999;159(1):321-40.
2. Patel MS. Strategies for the optimal management of dyspnea in cancer patients with advanced illness. Oncol J. 2018; 32(12):583-590.
3. Currow DC, Smith J, Davidson PM, Newton PJ, Agar MR, Abernethy AP. Do the trajectories of dyspnea differ in prevalence and intensity by diagnosis at the end of life? A consecutive cohort study. J Pain Symptom Manage. 2010;39(4):680-90.
4. Solano JP, Gomes B, Higginson IJ. A comparison of symptom prevalence in far advanced cancer, AIDS, heart disease, chronic obstructive pulmonary disease and renal disease. J Pain Symptom Manage. 2006;31(1):58-69.
5. Kamal AH, Maguire JM, Wheeler JL, Currow DC, Abernethy AP. Dyspnea review for the palliative care professional: assessment, burdens, and etiologies. J Palliat Med. 2011;14(10):1167-72.
6. Barbera L, Taylor C, Dudgeon D. Why do patients with cancer visit the emergency department near the end of life? CMAJ. 2010;182(6):563-568.
7. Parshall MB, Schwartzstein RM, Adams L, Banzett RB, Manning HL, Bourbeau J, et al. American Thoracic Society Committee on Dyspnea. An official American Thoracic Society statement: update on the mechanisms, assessment, and management of dyspnea. Am J Respir Crit Care Med. 2012;185(4):435-52.
8. Guz A. Brain, breathing and breathlessness. Respir Physiol. 1997;109(3):197-204.
9. Coccia CB, Palkowski GH, Schweitzer B, Motsohi T, Ntusi NA. Dyspnea: Pathophysiology and a clinical approach. S Afr Med J. 2016;106(1):32-36.
10. Kloke M, Cherny N. Treatment of dyspnea in advanced cancer patients: ESMO Clinical Practice Guidelines. Ann Oncol. 2015;26(5):v169-v73.
11. Manning HL, Mahler DA. Pathophysiology of dyspnea. Monaldi Arch Chest Dis. 2001;56(4):325-30.
12. Guozhang L. Management of total dyspnea. Clin Case Rep Rev. 2019;5:1-5.
13. Hui D, Morgado M, Vidal M, Withers L, Nguyen Q, Chisholm G, et al. Dyspnea in hospitalized advanced cancer patients: subjective and physiologic correlates. J Palliat Med. 2013;16(3):274-80.
14. Nishino T. Dyspnea: Underlying mechanisms and treatment. Br J Anaesth. 2011;106(4):463-74.
15. Bruera E, Neumann CM Management of specific symptom complexes in patients receiving palliative care. CMAJ. 1998;158(13):1717-26.
16. Chin C, Booth S. Managing breathlessness: a palliative care approach. Postgrad Med J. 2016;92(1089):393-400.
17. Quill TE, Periyakoil V, Denney-Koelsch E, White P, Zhukovsky D. Primer of Palliative Care. 7th ed. AAHPM; 2019. p. 61-79.
18. Edmonds P, Higginson I, Altmann D, Sen-Gupta G, McDonnell M. Is the presence of dyspnea a risk factor for morbidity in cancer patients? J Pain Symptom Manage. 2000;19(1):15-22.
19. White KM, Agar MR, Currow DC. Assessing the exertion required to induce breathlessness in a population with advanced cancer: matching measures to the level of physical function. BMC Palliat Care. 2019;18:1-6.

20. Lovell N, Etkind SN, Bajwah S, Maddocks M, Higginson IJ. Control and context are central for people with advanced illness experiencing breathlessness: A systematic review and thematic synthesis. J Pain Symptom Manage. 2019;57(1):140-155.
21. Bausewein C, Farquhar M, Booth S, Gysels M, Higginson IJ. Measurement of breathlessness in advanced disease: A systematic review. Respir Med. 2007;101(3):399-410.
22. Hui D, Shamieh O, Paiva CE, Khamash O, Perez-Cruz PE, Kwon JH, et al. Minimal clinically important difference in the physical, emotional, and total symptom distress scores of the Edmonton symptom assessment system. J Pain Symptom Manage. 2016;51(2):262-9.
23. Manfredini LL. Tradução e validação da escala de avaliação de sintomas de Edmonton (ESAS) em pacientes com câncer avançado. Dissertação (Mestrado em Oncologia). Barretos, SP: Hospital do câncer de Barretos, 2014, p. 168.
24. Bruera E, Kuehn N, Miller MJ, Selmser P, Macmillan K. The Edmonton symptom assessment system (ESAS): a simple method for the assessment of palliative care patients. J Palliat Care. 1991;7(2):6-9.
25. Campbell ML, Templin TN. Intensity cut-points for the Respiratory Distress Observation Scale. Palliat Med. 2015;29(5):436-42.
26. Mularski RA, Campbell ML, Asch SM, Reeve BB, Basch E, Maxwell TL, et al. A review of quality of care evaluation for the palliation of dyspnea. Am J Respir Crit Care Med. 2010;181(6):534-8.
27. NCCN Clinical Guideline. Palliative Care. 2018; Pal 11-12. [acesso em 12 jan 2020]. Disponível em: https://www.nccn.org/professionals/physician_gls/pdf/palliative.pdf
28. Carvalho RT, Parsons AH. Manual de Cuidados Paliativos ANCP. 2. ed. Porto Alegre: Sulina; 2012.
29. Kamal AH, Maguire JM, Wheeler JL, Currow DC, Abernethy AP. Dyspnea review for the palliative care professional: treatment goals and therapeutic options. J Palliat Med. 2012;15(1):106-14.
30. Ferreira GD, Mendonça GN. Cuidados Paliativos: Guia de Bolso. São Paulo: ANCP; 2017. p. 5-62.
31. Bausewein C, Booth S, Gysels M, Higginson I. Non-pharmacological interventions for breathlessness in advanced stages of malignant and non-malignant diseases. Cochrane Database Syst Rev. 2008 Apr 16;(2):CD005623.
32. Barnes H, McDonald J, Smallwood N, Manser R. Opioids for the palliation of refractory breathlessness in adults with advanced disease and terminal illness. Cochrane Database Syst Rev. 2016(3):CD011008.
33. Simon ST, Higginson IJ, Booth S, Harding R, Weingärtner V, Bausewein C. Benzodiazepines for the relief of breathlessness in advanced malignant and non-malignant diseases in adults. Cochrane Database Syst Rev. 2016(10):CD007354.
34. Haywood A, Duc J, Good P, et al. Systemic corticosteroids for the management of cancer-related breathlessness (dyspnea) in adults. Cochrane Database Syst Rev. 2019(2):CD012704.
35. Campos-Calderón C, Montoya-Juárez R, Hueso-Montoro C, Hernández-López E, Ojeda-Virto F, García-Caro MP. Interventions and decision-making at the end of life: the effect of establishing the terminal illness situation. BMC Palliat Care. 2016;15(1):91.

36. Ben-Aharon I, Gafter-Gvili A, Leibovici L, Stemmer SM. Interventions for alleviating cancer-related dyspnea: A systematic review and meta-analysis, Acta Oncol. 2012;51(8):996-1008.
37. Abernethy AP, McDonald CF, Frith PA, Clark K, Herndon JE 2nd, Marcello J, et al. Effect of palliative oxygen versus room air in relief of breathlessness in patients with refractory dyspnea: a double-blind, randomised controlled trial. Lancet. 2010;376(9743):784-93.
38. Campbell ML, Yarandi H, Dove-Medows E. Oxygen is nonbeneficial for most patients who are near death. J Pain Symptom Manage. 2013;45(3):517-23.
39. Luckett T, Phillips J, Johnson MJ, Farquhar M, Swan F, Assen T, et al. Contributions of a hand-held fan to self-management of chronic breathlessness. Eur Respir J. 2017;50(2):1700262.
40. Galbraith S, Fagan P, Perkins P, Lynch A, Booth S. Does the use of a handheld fan improve chronic dyspnea? A randomized, controlled, crossover trial. J Pain Symptom Manage. 2010;39(5):831-838.
41. Kako J, Morita T, Yamaguchi T, Kobayashi M, Sekimoto A, Kinoshita H, et al. Fan therapy is effective in relieving dyspnea in patients with terminally ill cancer: A parallel-arm, randomized controlled trial. J Pain Symptom Manage. 2018;56(4):493-500.
42. Booth S, Moffat C, Burkin J, Galbraith S, Bausewein C. Nonpharmacological interventions for breathlessness. Curr Opin Support Palliat Care. 2011;5(2):77-86.
43. Molassiotis A, Charalambous A, Taylor P, Stamataki Z, Summers Y. The effect of resistance inspiratory muscle training in the management of breathlessness in patients with thoracic malignancies: a feasibility randomised trial. Support Care Cancer. 2015;23(6):1637-45.
44. Nava S, Ferrer M, Esquinas A, Scala R, Groff P, Cosentini R, et al. Palliative use of non-invasive ventilation in end-of-life patients with solid tumours: a randomised feasibility trial. Lancet Oncol. 2013;14(3):219-27.
45. Azoulay E, Demoule A, Jaber S, Kouatchet A, Meert AP, Papazian L, et al. Palliative noninvasive ventilation in patients with acute respiratory failure. Intensive Care Med. 2011;37(8):1250-7.
46. Tripodoro VA, Rabec CA, Vito EL. Withdrawing noninvasive ventilation at end-of-life care: is there a right time? Curr Opin Support Palliat Care. 2019,13:1-7.
47. Spathis A, Booth S, Moffat C, Hurst R, Ryan R, Chin C, et al. The breathing, thinking, functioning clinical model: a proposal to facilitate evidence-based breathlessness management in chronic respiratory disease. Prim Care Respir Med. 2017;27(1):1-6.
48. Jones S, Man WD, Gao W, Higginson IJ, Wilcock A, Maddocks M. Neuromuscular electrical stimulation for muscle weakness in adults with advanced disease. Cochrane Database Syst Rev. 2016(10):CD009419.
49. Tiep B. Pulmonary Rehabilitation and palliative care for the lung cancer patient. J Hosp Palliat Nurs. 2015;17(5):462-8.
50. Satija A, Bhatnagar S. Complementary therapies for symptom management in cancer patients. Indian J Palliat Care. 2017;23:468-79.
51. Deng G, Cassileth BR. Integrative oncology in palliative medicine. In: Cherny N, Fallon M, Kaasa S, Portenoy R, Currow DC, editors. Oxford Textbook of Palliative Medicine. 5th ed. Oxford: Oxford University Press; 2015. p. 260-70.

52. Pan CX, Morrison RS, Ness J, Fugh-Berman A, Leipzig RM. Complementary and alternative medicine in the management of pain, dyspnea, and nausea and vomiting near the end of life: A systematic review. J Pain Symptom Manage. 2000;20(5):374-87.

RECURSOS TERAPÊUTICOS PARA O MANEJO DA DOR

CAPÍTULO 8

Tânia Tonezzer ▪ Larissa Louise Campanholi

Estima-se que a dor esteja presente em aproximadamente 70% dos pacientes em Cuidados Paliativos (CP), a despeito do uso de medidas farmacológicas analgésicas. Mais de 25,5 milhões de pessoas que morreram, em 2015, correspondendo a 45% dos óbitos constatados mundialmente, padeceram de sofrimento grave relacionado com a saúde (SHS). Dessas, mais de 80% das pessoas que morreram com SHS eram de regiões em desenvolvimento, e a grande maioria não tinha acesso a CP e alívio da dor.[1]

Em estudo de revisão sistemática de Bhaskar e Simpson (2019)[2] foi observado que a dor ocorria em 55% dos pacientes durante o tratamento oncológico, 39,3% após o final dos tratamentos e, aproximadamente, 66% referiam dor nos estágios finais da doença. Vale ressaltar que do total de indivíduos estudados, 38% referiram dor moderada à intensa.

Lembrando aqui o conceito de "dor total", criado na década de 1960 pela médica paliativista Cicely Saunders: o sintoma da dor é sempre uma experiência subjetiva, portanto, o seu manejo deve levar em conta o que este representa para o paciente, considerando os aspectos físicos, emocionais, sociais e como está afetando a vida e o convívio social da pessoa, visto que, frequentemente, pode ser incapacitante física e emocionalmente. Esta visão ampliada da dor como um fenômeno complexo, multidimensional e holístico de abordagem nos CP possibilita verdadeiro cuidado humanizado, que valoriza o indivíduo e seu sofrimento.[3,4]

A avaliação dos sintomas álgicos deve ser abrangente, multidimensional, contínua e requer reavaliações frequentes, uma vez que o quadro álgico e o *status* clínico podem mudar rapidamente. Além disto, outros sintomas podem estar associados, como fadiga, náusea, dispneia, anorexia e distúrbios do sono, o que incorre na necessidade de avaliação regular e contínua da dor e dos sintomas não relacionados com a dor. Também, a capacidade funcional e os possíveis efeitos adversos das medicações e dos tratamentos devem ser documentados, preferencialmente, por instrumentos validados. A dor relacionada com o câncer pode ser classificada com base nos sintomas, nas síndromes álgicas e no mecanismo desencadeante. Justamente, este último aspecto é hoje o principal norteador do manejo fisioterapêutico da dor em CP.

O mecanismo pelo qual a dor é gerada é essencial para a indicação e escolha mais adequada dos recursos e técnicas que devem ser utilizados. Já no caso da dor crônica, os objetivos da Fisioterapia serão, em grande parte, orientados para redução de incapacidade e do sintoma álgico e não muitas vezes para o alívio completo da dor.[5,6]

O controle farmacológico da dor em CP é primordial, mas a Fisioterapia possui um extenso arsenal terapêutico e pode ser associada como coadjuvante por técnicas e recursos não invasivos para o manejo não farmacológico deste sintoma.[7]

TIPOS DE DOR

- Nociceptiva
  - Somática: metástase óssea, infiltração de tecidos moles, osteoartrose, artralgia e dores musculoesqueléticas relacionadas com a postura e mobilidade, por exemplo.
  - Visceral: por exemplo, local do tumor primário ou metástases abdominais; infiltração visceral pós-quimioterapia, como, cistite hemorrágica e mucosite; dor visceral decorrente de dano visceral ou bloqueio relacionado com o tratamento, exemplificada pela constipação induzida por opioides.
- Neuropática
  - Central: dor do membro fantasma, síndrome Complexa Regional de tipos I e II, por exemplo.
  - Periférica: neuropatia diabética, neuralgia trigeminal, neuropatia induzida por quimioterapia e/ou radioterapia e invasão de plexo braquial, por exemplo.[3]

COMPONENTES DA DOR

- Emocional.
- Cognitivo.
- Comportamental.
- Histórico.
- Sensorial.
- Fisiológico.

MECANISMOS DA DOR ONCOLÓGICA

- Dor nociceptiva.
- Sensibilização central/mecanismo neurogênico central/mecanismo nociceptivo central.

- Sensibilização periférica/mecanismo neurogênico periférico.
- Mecanismo nociceptivo periférico.
- Dor simpaticamente mantida/mecanismo de dor simpaticamente dependente.
- Mecanismo cognitivo-afetivo (psicossocial).[6]

EFEITOS COLATERAIS POSSÍVEIS RELACIONADOS COM OS TRATAMENTOS FARMACOLÓGICOS DA DOR
- Náuseas e Vômitos.
- Prurido.
- Sonolência.
- Obstipação intestinal.
- Depressão respiratória.

A seguir serão apresentados os principais objetivos e recursos terapêuticos utilizados:

- **Objetivos**
  - Prevenção da dor, da síndrome do imobilismo e de lesões por pressão.
  - Controle de sintomas associados (p. ex.: fadiga, náusea, dispneia, insônia).
  - Redução e controle da queixa álgica.
  - Melhora da mobilidade e funcionalidade.
  - Melhora do humor e alterações psíquicas envolvidas.
  - Melhora da qualidade de vida.
  - Otimizar adaptações domiciliares, atividades básicas de vida diária (AVDs) e dispositivos auxiliares de mobilidade.
  - Melhora da segurança do paciente.
- **Modalidades e métodos de tratamento da Fisioterapia**
  - Mobilizações e troca de decúbito.
  - Prescrição de dispositivos de posicionamento e suporte: talas órteses.
  - Terapia manual – massagem terapêutica, liberação miofascial, cicatricial, neural, terapia física descongestiva.
  - Termoterapia superficial e compressas térmicas.
  - Biofotomodulação: *laser* de baixa frequência (LLLT).
  - Eletroterapia: modalidades de baixa frequência, como eletroestimulação nervosa transcutânea (TENS), estimulação elétrica funcional (FES), correntes diadinâmicas, farádica e galvânica, com possibilidade de iontoforese. ou modalidades de média frequência, como interferencial, corrente russa e aussie.
  - Acupuntura.
  - Exercícios terapêuticos (ativos e passivos, aeróbicos e de resistência) em solo ou em ambiente aquático), além de exercícios de mobilização

e estabilização, exercícios visando ao condicionamento e recondicionamento físico.
- Técnicas de relaxamento, conservação de energia e simplificação do trabalho.
- Treinamento cognitivo-comportamental.
- Terapias integrativas: aromaterapia, reflexologia, massagem terapêutica, *reiki*.
- Orientações gerais, domiciliares para o paciente, cuidadores e familiares.[7-10]

As principais técnicas recomendadas pela Sociedade Americana da Dor (American Pain Society) para o alívio da dor relacionada com o câncer são: técnicas de relaxamento, termoterapia superficial (calor/frio), respiração profunda, caminhada, técnicas de imagens ou visualização sob métodos não farmacológicos para alívio da dor do câncer.[9,11]

O uso de intervenções não farmacológicas para alívio da dor em CP tem aumentado. Uma revisão analisou intervenções não farmacológicas implementadas para proporcionar não apenas conforto, mas também bem-estar e alívio da dor, sofrimento, ansiedade, depressão, estresse e fadiga, todos conceitos relacionados com o conforto. Dezoito estudos foram incluídos, sendo identificadas dez intervenções não farmacológicas (aromaterapia, reiki, escalda dos pés, toque terapêutico, reflexologia; técnica de imposição de mãos; musicoterapia, hipnoterapia; arteterapia; eletromiografia de relaxamento assistido por *biofeedback*, massagem terapêutica). Alguns aspectos do tratamento diferiram significativamente entre as intervenções e até na mesma intervenção, tanto em termos de número de sessões (entre uma e 14 sessões), quanto em duração (entre cinco e 60 minutos).[7]

Bennett *et al.* (2009),[12] em um estudo de revisão metanalítico, selecionaram 15 artigos cujos resultados mostraram que programas educacionais (a exemplo do diário de controle da dor) podem ser benéficos na redução da dor e componentes associados, além de poderem diminuir possíveis barreiras relacionadas com o tratamento.

Hoje temos evidências suficientes para o uso de recursos eletroterapêuticos como a TENS no alívio da dor em pacientes com câncer, principalmente no componente central (sensibilização central) da dor oncológica.[13]

Um recente estudo analisou a terapia manual e o toque leve associado à presença ou ausência de depressão nas alterações de dor em 380 adultos com câncer avançado, não encontrando respostas diferenciais entre os grupos. No entanto, houve melhora da dor na terapia manual e no toque simples entre pacientes não deprimidos, em comparação àqueles com depressão inicial. Intervenções psicológicas direcionadas aos pacientes com câncer devem ser associadas à terapia por toque para melhorar os resultados.[14] Mas, é importante ressaltar que a terapia manual no paciente com câncer avançado deve ser leve, visto que pacientes com metástase óssea apresentam maior risco de fratura.

Uma revisão sistemática demonstrou que as intervenções de exercícios para pacientes com câncer avançado parecem ser eficazes na melhoria da função física, qualidade de vida, fadiga, composição corporal, função psicossocial e deterioração da qualidade do sono. A melhora da dor após o exercício foi observada apenas em 2 estudos (25%), enquanto a sobrevida não foi afetada em nenhum estudo, portanto os efeitos nas taxas de dor e sobrevida ainda não são claros.[15]

Em um estudo, 45 pacientes em CP com expectativa de vida inferior a 6 meses participaram de um programa de reabilitação através de Fisioterapia e intervenção na dor. A dor foi relatada em 68,9%, sendo que a dor musculoesquelética foi a queixa mais mencionada. Entre as dores musculoesqueléticas, ombro congelado, lombalgia e dor radicular são as mais comuns. A dor neuropática poderia estar relacionada com a quimioterapia. O manejo adequado da dor musculoesquelética através de exercícios pode reduzir a dor e o uso de opioides, pois melhora a atividade física e a qualidade de vida (QV).[16]

CONSIDERAÇÕES FINAIS

A dor é um sintoma prevalente no paciente oncológico em cuidados paliativos. A Fisioterapia busca através de métodos não farmacológicos o alívio, buscando proporcionar conforto e melhora da qualidade de vida.

REFERÊNCIAS BIBLIOGRÁFICAS

1. Lancet Commission. Alleviating the access abyss in palliative care and pain relief—an imperative of universal health coverage: the Lancet Commission report. Lancet. 2018;391:1391-454.
2. Bhaskar AK, Simpson KH. Interventional management of pain in cancer and palliative care. Medicine. 2020;48(1):9-13.
3. Academia Nacional de Cuidados Paliativos. Manual de Cuidados paliativos ANCP. 2012. Disponível em: http://biblioteca.cofen.gov.br/wp-content/uploads/2017/05/Manual-de-cuidados-paliativos-ANCP.pdf
4. Clark D. 'Total pain', disciplinary power and the body in the work of Cicely Saunders, 1958-1967. Soc Sci Med. 1999 Sep;49(6):727-36.
5. Tredgett K. Pain Control in Paliative Care. Physical Problems. 2019;48(1):2-8.
6. Kumar SP. Cancer Pain: A Critical Review of Mechanism-based Classification and Physical Therapy Management in Palliative Care. Indian J Palliat Care. 2011;17(2):116-26.
7. Coelho A, Parola V, Cardoso D, Bravo ME, Apóstolo J. Use of non-pharmacological interventions for comforting patients in palliative care: a scoping review. JBI Database System Rev Implement Rep. 2017;15(7):1867-904.
8. Zeng YS, Wang C, Ward KE, Hume AL. Complementary and Alternative Medicine in Hospice and Palliative Care: A Systematic Review. Pain Symptom Manage. 2018;56(5):781-94.
9. Kumar SP, Jim A. Physical therapy in palliative care: from symptom control to quality of life: a critical review. Indian J Palliat Care. 2010;16(3):138-46.

10. Santiago-Palma J, Payne R. Palliative care and rehabilitation. Cancer. 2001;92:1049-52.
11. Gordon DB, Dahl JL, Miaskowski C, McCarberg B, Todd KH, Paice JA, et al. American pain society recommendations for improving the quality of acute and cancer pain management: American pain society quality of care task force. Arch Intern Med. 2005;165:1574-80.
12. Bennett MI, Bagnall AM, Closs SJ. How effective are patient-based educational interventions in the management of cancer pain? Syst Rev Meta Anal Pain. 2009;143:192-9.
13. Robb KA, Bennett MI, Johnson MI, Simpson KJ, Oxberry SG. Transcutaneous electric nerve stimulation (TENS) for cancer pain in adults. Cochrane Database Syst Rev. 2008;(3):CD006276.
14. Ghesquiere A, Wyka K, Smith M, Kutner JS. Associations between psychological symptoms and treatment outcomes of a massage therapy intervention: Secondary analyses of a randomized controlled trial. Complement Ther Med. 2019;46:116-22.
15. Heywood R, McCarthy AL, Skinner TL. Efficacy of Exercise Interventions in Patients with Advanced Cancer: A Systematic Review. Arch Phys Med Rehabil. 2018;99(12):2595-620.
16. Lee CH, Kim JK, Jun HJ, Lee DJ, Namkoong W, Oh JH. Rehabilitation of Advanced Cancer Patients in Palliative Care Unit. Ann Rehabil Med. 2018;42(1):166-74.

RECURSOS TERAPÊUTICOS PARA O MANEJO DO LINFEDEMA MALIGNO

Larissa Louise Campanholi ▪ Tânia Tonezzer

LINFEDEMA MALIGNO

O linfedema é uma condição em que há um distúrbio do sistema linfático que promove aumento de volume do membro em razão do acúmulo de líquido intersticial rico em proteínas nos tecidos moles subcutâneos. Ocorre a presença de fibrose e hipertrofia do tecido adiposo, levando à morbidade progressiva e perda de qualidade de vida do paciente. O linfedema surge por causa da retirada de linfonodos e/ou radioterapia resultante do tratamento oncológico, principalmente, no câncer de mama, tumores pélvicos, melanoma e de cabeça e pescoço.[1]

O linfedema pode ser classificado como benigno, ou seja, resultante da disfunção linfática, ou maligno, relacionado com a recidiva tumoral que pode causar compressão do sistema linfático ou quando o tumor infiltra vasos linfáticos ou linfonodos, sendo que, neste caso, sua instalação acontece de forma rápida.[2]

Um linfedema benigno pode-se transformar em um linfedema maligno quando há progressão da doença. Podem, também, ocorrer casos de linfedemas por obstrução tumoral onde o paciente não realizou linfonodectomia. A **Figura 9-1** mostra o caso de um linfedema em uma paciente com diagnóstico de linfoma, e a **Figura 9-2** é de uma paciente com tumor gástrico e metástase em linfonodo inguinal e, consequente, linfedema de membro inferior direito. A **Figura 9-3** trata-se de uma paciente com câncer de colo do útero que desenvolveu metástase linfonodal na axila esquerda evoluindo com linfedema em membro superior esquerdo.

A avaliação do linfedema pode ser subjetiva, através de relato do paciente de aumento de volume e/ou sensação de peso no membro, ou objetiva, através de métodos de avaliação como a perimetria manual.[3] A inspeção e palpação devem avaliar sinais como o do cacifo, local da presença de fibrose, fístulas, erisipela, neovascularização com limites indefinidos no membro com linfedema ou em regiões próximas (**Fig. 9-4**), o que pode contraindicar o tratamento fisioterapêutico.[4]

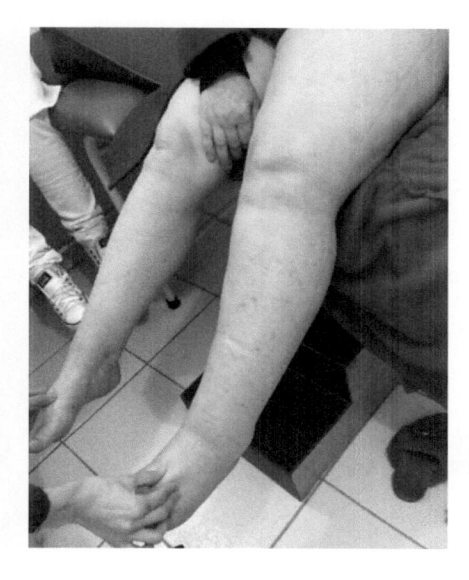

Fig. 9-1. Paciente HIV positivo, com diagnóstico de linfoma, onde ocorreu obstrução do sistema linfático resultando em um linfedema de membro inferior esquerdo. (Fonte: Arquivo pessoal.)

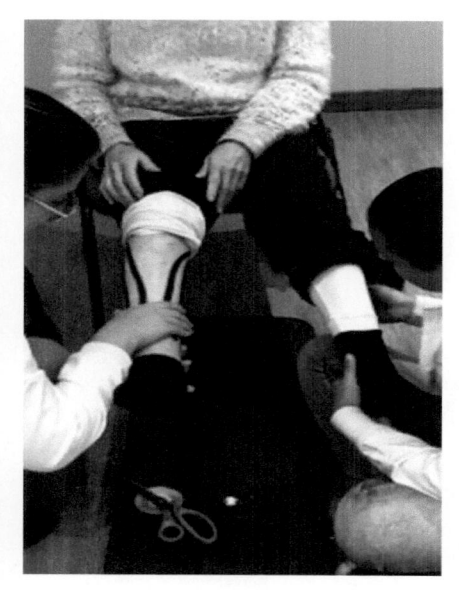

Fig. 9-2. Paciente do sexo feminino com tumor gástrico avançado e metástase em linfonodos inguinais que desenvolveu linfedema de membro inferior direito. (Fonte: Arquivo pessoal.)

RECURSOS TERAPÊUTICOS PARA O MANEJO DO LINFEDEMA MALIGNO 71

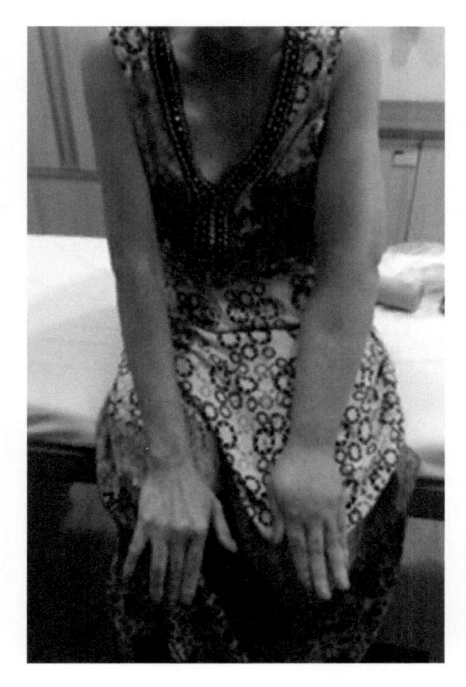

Fig. 9-3. Paciente com câncer de colo do útero avançado com metástase pulmonar e em linfonodos axilares apresentando linfedema de membro superior esquerdo. (Fonte: Arquivo pessoal.)

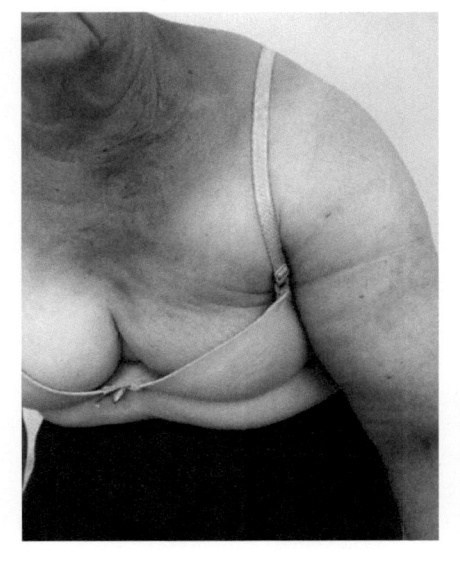

Fig. 9-4. Presença de neovascularização na região próxima à clavícula e no membro superior esquerdo relacionado com uma trombose de veia axilar por obstrução tumoral. (Fonte: Arquivo pessoal.)

O tratamento do linfedema é feito pela terapia física complexa descongestiva (TFCD) composta por drenagem linfática manual (DLM), cuidados com a pele, enfaixamento compressivo e exercícios linfomiocinéticos.[5] Ainda há pouquíssimos estudos que citem este tratamento relacionado especificamente com o linfedema maligno, uma condição em que a redução do volume é mais difícil que no linfedema benigno.

Em 2016, Liao[6] avaliou a eficácia da TFCD em 29 pacientes com linfedema maligno, relatando diminuição do volume e da gravidade do linfedema, além da melhora amplitude de movimento, dor e peso.

Entretanto, o estudo de Hwang *et al.* (2013)[7] com 22 pacientes com linfedema maligno utilizou a TFDC, porém, sem a aplicação de DLM, demonstrando melhora na redução do volume, dor e melhora da qualidade de vida.

Um guia de boas práticas para o tratamento de linfedema cita que estudos recentes estão fazendo a omissão da DLM sem reduzir a efetividade da TFCD, pois a evidência científica sobre a eficácia da DLM não é estatisticamente comprovada e parece não ser clinicamente benéfica. Este guia ainda cita os níveis de evidência em relação ao tratamento.[8] Estes níveis de evidência são com base nas diretrizes de http://www.cebm.net/oxford-centre-evidence-based-medicine-levels-evidence-march2009.

- *Nível 1b:* programas de exercícios não supervisionados não têm eficácia.
- *Nível 2a:* TFCD é eficaz na redução do volume do linfedema.
- *Nível 2b:* uso de braçadeira, exercícios e cuidados com a pele para manter a redução do volume.
  - Roupas de compressão: devem ser substituídas pelo menos a cada 3 a 4 meses.
- *Nível 2b:* baixa pressão de repouso e alta pressão de trabalho ajudam a garantir a eficácia e o conforto das bandagens.
  - Após 2 horas de uso da bandagem, há diminuição de 30% da pressão inicial;
  - Recomenda-se reaplicar as bandagens em momentos regulares durante o dia.
- *Nível 2b:* roupas de compressão para redução do volume.

Em 2018, Cobbe, Nugent e Real[9] observaram 12 pacientes com câncer em tratamento paliativo com sobrevida limitada e constataram que o uso da TFCD levou a reduções significativas no volume e, também, na espessura e superfície anormais da pele, porém não na coloração, independentemente das alterações de volume. A melhora da qualidade de vida foi relacionada com uma melhor função e estética do membro, além da redução da dor.

Outros estudos relacionados com o linfedema malignos são relatos de casos. Shallwani e Towers (2018)[2] relataram um caso de autocuidado do linfedema maligno de uma paciente com câncer de mama avançado decorrente da compressão do tumor dos linfonodos axilares. Foi proposto um programa de tratamento fornecido por um fisioterapeuta incluindo autobandagem e exercícios, demostrando uma boa aderência ao mesmo, com redução do volume do membro e melhora da função física.

Clemens *et al.* (2010)[10] avaliaram a frequência e os efeitos da DLM em 208 pacientes com linfedema em estágios avançados com quadros álgicos associados (N = 74,4%) e dispneia decorrente de edema de tronco. Os resultados apontaram uma melhora clínica na intensidade dos sintomas (73,9% da dispneia e 94% da dor) após a terapia.

Campanholi, Baiocchi e Mansani (2019)[11] descreveram o caso de uma paciente com linfedema maligno após câncer de mama recidivado, cujo tratamento com TFCD não apresentou bons resultados, optando-se então pelo uso de uma vestimenta compressiva para redução do volume do membro e da sensação de peso no membro. O uso da vestimenta facilitou o autocuidado do linfedema maligno por causa da facilidade na colocação da vestimenta, além da redução de custos e a melhora do bem-estar.

A vestimenta é uma solução simples para realizar o autocuidado do linfedema, principalmente para pacientes que moram em outras cidades onde não há fisioterapeuta especialista ou para aqueles que não têm disponibilidade de realizar tratamento diariamente. Outro benefício é que o reajuste de pressão pode ser facilmente feito a cada 2 horas, é eficaz e bem tolerado.[12]

A dor pode estar associada ao linfedema maligno, sendo que a utilização de fotobiomodulação através da aplicação de *laser* na axila pode reduzir 50% da dor.[13] A analgesia ocorre por causa da cascata sinalizadora de potencial anti-inflamatório que é responsável pelo aumento na concentração de íons de cálcio intracelular e, também, na atividade de enzima antioxidante, causando um bloqueio na condução neural.[14]

Um método alternativo para tratamento do linfedema é a bandagem funcional que promove uma melhora na drenagem linfática, através da elevação da pele em relação à fáscia muscular e tem a capacidade de reduzir o acúmulo de fluído extracelular,[15] porém a condição da pele deve ser avaliada antes da aplicação, a fim de a fita não causar lesões que possam piorar o linfedema.

CONSIDERAÇÕES FINAIS

O linfedema maligno ocorre com bastante frequência em pacientes oncológicos em cuidados paliativos que apresentam obstrução tumoral linfonodal. O tratamento fisioterapêutico auxilia na redução do volume, peso, dor e desconforto, buscando a melhora da qualidade de vida.

REFERÊNCIAS BIBLIOGRÁFICAS

1. Damstra RJ, Partsch H. Prospective, randomized, controlled trial comparing the effectiveness of adjustable compression Velcro wraps versus inelastic multicomponent compression bandages in the initial treatment of leg lymphedema. J Vasc Surg Venous Lymphat Disord. 2013;1(1):13-9.

2. Shallwani SM, Towers A. Self-Management Strategies for Malignant Lymphedema: A Case Report with 1-Year and 4-Year Follow-Up Data. Physiother Can. 2018;70(3):204-11.
3. Campanholi LL, Duprat Neto JP, Fregnani JHTG. Evaluation of inter-rater reliability of subjective and objective criteria for diagnosis of lymphedema in upper and lower limbs. J Vasc Bras. 2015;14(1):16-21.
4. Rezende L, Campanholi LL, Tessaro A. Manual de Condutas e Práticas Fisioterapêuticas no Câncer de Mama da ABFO. Rio de Janeiro: Thieme Revinter; 2018.
5. Lanza M, Bergmann A, Ferreira MG, de Aguiar SS, Dias Rde A, Abrahão Kde S, et al. Quality of Life and Volume Reduction in Women with Secondary Lymphoedema Related to Breast Cancer. Int J Breast Cancer. 2015;2015:586827.
6. Liao SF. Lymphedema Characteristics and the Efficacy of Complex Decongestive Physiotherapy in Malignant Lymphedema. Am J Hosp Palliat Care. 2016;33(7):633-7.
7. Hwang KH, Jeong HJ, Kim GC, Sim YJ. Clinical effectiveness of complex decongestive physiotherapy for malignant lymphedema: a pilot study. Ann Rehabil Med. 2013;37(3):396-402.
8. Gebruers N, Verbelen H, De Vrieze T, Vos L, Devoogdt N, Fias L, et al. Current and future perspectives on the evaluation, prevention and conservative management of breast cancer related lymphoedema: A best practice guideline. Eur J Obstet Gynecol Reprod Biol. 2017;216:245-53.
9. Cobbe S, Nugent K, Real S. Pilot Study: The Effectiveness of Complex Decongestive Therapy for Lymphedema in Palliative Care Patients with Advanced Cancer. J Palliat Med. 2018;21(4):473-8.
10. Clemens KE, Jaspers B, Klaschik E, Nieland P. Evaluation of the Clinical Effectiveness of Physiotherapeutic Management of Lymphoedema in Palliative Care Patients. Jpn J Clin Oncol. 2010;40(11);1068-72.
11. Campanholi LL, Baiocchi JMT, Mansani FP. Use of Compression Garment in the Treatment of Malignant Lymphedema in a Patient with Recurrent Breast Cancer: Case Report. Mastology. 2019;29(1):47-51.
12. Campanholi LL, Lopes GC, Baiocchi JMT, Mansani FP. The validity of an adjustable compression Velcro wrap for the treatment of patients with upper limb lymphedema secondary to breast cancer: a pilot study. Mastology. 2017;27(3):206-12.
13. Storz MA, Gronwald B, Gottschling S, Schöpe J, Mavrova R, Baum S. Photobiomodulation therapy in breast cancer-related lymphedema: a randomized placebo-controlled trial. Photodermatol Photoimmunol Photomed. 2017;33(1):32-40.
14. Rezende L, Lenzi J. Eletrotermofototerapia em Oncologia: da evidência à prática clínica. Rio de Janeiro: Thieme Revinter; 2019.
15. Finnerty S, Thomason S, Woods M. Audit of the use of kinesiology tape for breast oedema. J Lymphoedema. 2010;5(1):38-44.

PRÁTICAS INTEGRATIVAS E COMPLEMENTARES EM SAÚDE EM CUIDADOS PALIATIVOS

CAPÍTULO 10

Carla Marzullo Plens

As práticas integrativas e complementares em saúde (PICS) são consideradas intervenções não farmacológicas e são amplamente usadas por pacientes com câncer, especialmente aqueles que estão recebendo Cuidados Paliativos (CP). A maioria dos pacientes usa as PICS com a intenção de melhorar o sistema imunológico, aliviar a dor, controlar outros efeitos colaterais relacionados com doença ou seu tratamento e melhorar a qualidade de vida. No entanto, as evidências científicas da eficácia e segurança de muitas práticas ainda são limitadas.[1-4]

O emprego das PICS na assistência de pacientes oncológicos varia entre 10% a 70% ao redor do mundo. Esta grande variação é atribuída, principalmente, às diferentes culturas e às interpretações vinculadas a elas. Algumas pesquisas incluem várias terapias (por exemplo, de acupuntura à oração), enquanto outras, apenas um tipo de terapia (por exemplo, plantas medicinais). A cultura influencia na escolha das práticas, e, como exemplo, pacientes chineses usam mais fitoterápicos, latinos usam mais suplementos alimentares e espiritualidade, afro-americanos, a cura espiritual, e caucasianos usam métodos físicos e dietéticos.[5,6]

DEFINIÇÃO

As PICS, termo usado no Brasil, que são também denominadas pela Organização Mundial da Saúde (OMS) como Medicina Tradicional, Medicina Complementar/Alternativa e Medicina Integrativa, compreendem diversos sistemas, práticas e produtos médicos e de saúde que não fazem parte da medicina convencional.[7,8]

As instituições National Center for Complementary and Integrative Health (NCCIH) e Office of Complementary and Alternative Cancer Medicine (OCCAM) definiram alguns conceitos como "complementar" (quando a prática não convencional é usada junto com a medicina convencional), "alternativo" (quando a medicina convencional é substituída pela prática não convencional), e "integrativo" (quando as abordagens convencionais e complementares, para as quais existem algumas evidências científicas de alta qualidade de segurança e eficácia, são combinadas de forma coordenada).[9,10]

As práticas usadas como complemento à terapia convencional podem reduzir os efeitos colaterais do tratamento e melhorar a qualidade de vida dos pacientes, porém as práticas alternativas, em substituição ao tratamento convencional do câncer, poderiam causar danos diretos relacionados com a atividade fisiológica da prática, ou indiretos quando os pacientes renunciam ou atrasam o tratamento convencional eficaz, possibilitando a progressão da doença e até resultando em óbito.[6]

As práticas alternativas não são apoiadas por evidências científicas regulamentadas, são caras, infundadas e muitas vezes desacreditadas, mas são agressivamente promovidas como tratamentos curativos. Pacientes em CP, cientes de seu prognóstico e da limitação de tratamento modificador da doença, mas com grande esperança de cura, são especialmente vulneráveis a essas abordagens alternativas, pois elas geralmente prometem cura, mesmo em doenças em estágio avançado ou terminal, fornecendo uma falsa esperança.[6]

O termo Saúde Integrativa, usado para os cuidados de saúde que usam, de forma coordenada, as abordagens convencionais e complementares com base em evidência, enfatiza uma abordagem multidisciplinar, holística e centrada no paciente para cuidados de saúde e bem-estar, envolvendo aspectos físicos, mentais, emocionais, espirituais, sociais e comunitários.[11,12]

POLÍTICAS DE SAÚDE PÚBLICA

A OMS publicou o documento *WHO Traditional Medicine Strategy* 2014-2023, que tem como foco ajudar as autoridades sanitárias a desenvolverem soluções que contribuam com uma visão mais ampla a respeito da melhora da saúde e da autonomia dos pacientes. Os objetivos principais são apoiar os Estados Membros para que aproveitem a possível contribuição da Medicina Tradicional e Complementar (MTC) para a saúde, bem-estar e cuidados de saúde centrados nas pessoas, e promover a utilização segura e eficaz da MTC, mediante a regulamentação de produtos, práticas e profissionais.[13]

A atualização da estratégia da OMS sobre Medicina Tradicional (2014-2023) afirma haver substancial crescimento na utilização das PICS na última década, e os motivos são o aumento da demanda causado pelas doenças crônicas; o aumento dos custos dos serviços de saúde, levando à procura de outras formas de cuidado; a insatisfação com os serviços de saúde existentes; o ressurgimento do interesse por um cuidado holístico e preventivo às doenças; e os tratamentos que oferecem qualidade de vida quando não é possível a cura.[13]

Em 2006, o Ministério da Saúde implantou a Política Nacional de Práticas Integrativas e Complementares (PNPIC) no Sistema Único de Saúde (SUS), publicada pelas Portarias número (n°) 971 de 03/05/06 e n° 1.600 de 17/07/06, incorporando as práticas de Medicina Tradicional Chinesa/Acupuntura, Homeopatia, Fitoterapia, Medicina Antroposófica e Termalismo/Crenoterapia na Atenção Primária em Saúde.[14]

A PNPIC tem como objetivos a prevenção de doenças, a promoção e a recuperação da saúde, através de cuidado humanizado e integral ao paciente, garantindo qualidade, eficácia, eficiência e segurança no uso das práticas de caráter multiprofissional, com foco na escuta acolhedora, vínculo terapêutico e a integração entre o ser humano, o meio ambiente e a sociedade.[15]

Em 2017, o Ministério da Saúde publicou a Portaria nº 849/2017, de 27 de março, que incluiu outros tipos de PICS, ampliando o acesso da população às práticas de Arteterapia, Ayurveda, Biodança, Dança Circular, Meditação, Musicoterapia, Naturopatia, Osteopatia, Quiropraxia, Reflexologia, Reiki, Shantala, Terapia Comunitária Integrativa e Yoga.[16]

Em 2018, o Ministério da Saúde publicou a Portaria nº 702/2018, de 21 de março, que altera a Portaria de Consolidação nº 2/GM/MS, de 28 de setembro de 2017, para incluir novas práticas na PNPIC. As PICS incorporadas ao SUS nesta ocasião foram a Aromaterapia, Apiterapia, Bioenergética, Constelação Familiar, Cromoterapia, Geoterapia, Hipnoterapia, Imposição de Mãos, Ozonioterapia, Terapia de Florais e Termalismo Social/Crenoterapia.[17,18]

MODALIDADES DE PICS

As PICS contêm uma ampla gama de abordagens terapêuticas que, de acordo com o NCCIH, frequentemente, são agrupadas em cinco categorias:[12,19]

- Práticas de base biológica: plantas medicinais, fitoterapia, outros suplementos nutricionais, aromaterapia.
- Práticas mente-corpo: *yoga*, *tai chi chuan*, meditação, técnicas de relaxamento (respiração e imaginação guiada), artes expressivas (musicoterapia, arteterapia, dança), religiosidade e espiritualidade.
- Práticas de manipulação corporal: quiropraxia, osteopatia, massoterapia, reflexologia.
- Terapias energéticas: *reiki*, toque terapêutico, terapias de base bioeletromagnética.
- Sistemas médicos complexos: ayurveda, homeopatia, naturopatia, medicina tradicional chinesa, que inclui várias terapias sendo as mais comuns: Qi gong, acupuntura, acupressão, auriculoterapia.

Na **Tabela 10-1** estão descritas algumas das principais PICS que foram incorporadas ao SUS.[11,19-21]

As PICS variam amplamente entre países, com certas práticas consideradas de forma diferente, dependendo da cultura, valores espirituais, compreensão e acessibilidade da medicina convencional. A acupuntura é uma prática que teve um progresso significativo, pois, embora fosse originalmente uma característica da medicina tradicional chinesa, agora é usada mundialmente. De acordo com a OMS, 129 países forneceram relatórios sobre o uso das PICS e em 80% deles foi reconhecido o uso da acupuntura.[13,22]

Tabela 10-1. Práticas Integrativas e Complementares (PICS) Incorporadas ao SUS através da Política Nacional de Práticas Integrativas e Complementares (PNPIC)

PICS	Definição
Acupuntura	Prática milenar, cujo método mais utilizado é o estímulo do fluxo de energia Qi em pontos específicos do corpo, por meio de agulhas metálicas finas que são penetradas na pele, manipuladas manualmente e permanecem por um período de descanso, com a finalidade de remover bloqueios energéticos e restabelecer a homeostasia. A eletroacupuntura é uma variação da acupuntura, em que uma pequena corrente elétrica é passada ao longo das agulhas para fornecer um estímulo mais forte do que a acupuntura sozinha. A acupressão baseia-se no mesmo sistema filosófico da acupuntura, contudo, utilizam-se as mãos, dedos, ou um dispositivo para aplicar pressão em um único ponto de acupuntura ou uma combinação de pontos
Apiterapia	Consiste no emprego da toxina de abelha, a apitoxina. A administração desta toxina pode ser utilizada por meio do ferrão da abelha ou por meio de administração de agulhas apropriadas. A administração da apitoxina pode, ainda, ser realizada por via sublingual, subcutânea ou tópica. A apitoxina age como anestésico na pele, com ação da endorfina muito alta, e apesar da dor inicial acaba relaxando a área de aplicação
Aromaterapia	Utiliza as propriedades aromáticas naturais dos óleos essenciais obtidos por meio de extração das plantas medicinais e aromáticas, visando a recuperar o equilíbrio e a harmonia do organismo, e promover a saúde física e mental. Existem diversas formas de uso dos óleos essenciais, como banho de imersão, bochecho, compressas, colares aromáticos pessoais, inalação, gargarejo, fricção, massagem, vaporização, uso tópico, aromatização ambiental entre outros
Arteterapia	Prática expressiva artística, visual, que atua de forma terapêutica na análise do consciente e do inconsciente, e busca interligar os universos interno e externo do indivíduo, por meio da sua simbologia, favorecendo a saúde física e mental. Utiliza instrumentos, como pintura, colagem, modelagem, poesia, dança, fotografia, tecelagem, expressão corporal, teatro etc., em uma produção artística a favor da saúde
Auriculoterapia	Técnica também muito antiga que parece ter sido desenvolvida em paralelo com a acupuntura, consiste na aplicação de agulhas, sementes de mostarda ou materiais metálicos em pontos específicos da orelha

Tabela 10-1. *(Cont.)* Práticas Integrativas e Complementares (PICS) Incorporadas ao SUS através da Política Nacional de Práticas Integrativas e Complementares (PNPIC)

PICS	Definição
Ayurveda	Ayurveda significa o conhecimento ou ciência da vida. Permite melhorar a prevenção e a redução dos efeitos colaterais da medicina alopática, através do uso de plantas medicinais, de minerais e de sons, além do enfoque da consciência com a meditação e a promoção de saúde por meio da dieta e hábitos de vida
Biodança	Prática expressiva corporal que promove vivências por meio da música, do canto, da dança, visando a melhorar a comunicação, o relacionamento interpessoal, restabelecer o equilíbrio afetivo e a renovação orgânica, necessários ao desenvolvimento humano. Utiliza exercícios e músicas organizados que trabalham a coordenação, o equilíbrio físico e emocional por meio dos movimentos da dança
Bioenergética	Prática que trabalha as funções emocionais por meio de verbalização, técnicas de relaxamento, educação corporal e respiração com exercícios terapêuticos em grupos, visando a liberar as tensões do corpo e facilitar a expressão dos sentimentos
Constelação familiar	Método psicoterapêutico de abordagem sistêmica, energética e fenomenológica, que busca reconhecer a origem dos problemas e/ou alterações trazidas pelo indivíduo, bem como o que está encoberto nas relações familiares para, através do conhecimento das forças que atuam no inconsciente familiar e das leis do relacionamento humano, encontrar a ordem, o pertencimento e o equilíbrio, criando condições para que a pessoa reoriente o seu movimento em direção à cura e ao crescimento
Cromoterapia	Utiliza as cores de diferentes formas, por contato, por visualização, com auxílio de instrumentos, com cabines de luz, com luz polarizada, por meditação, com o objetivo de estabelecer equilíbrio físico e energético e promover a harmonia do corpo, mente e emoções. Com base nas sete cores do arco-íris – amarelo, azul, laranja, índigo, verde, violeta ou lilás e vermelho –, além do rosa. Cada cor possui uma vibração energética diferente e, à medida que se propagam em algum ambiente, causam efeitos curativos ou calmantes
Dança Circular	Prática expressiva corporal, ancestral e profunda que utiliza a dança de roda (tradicional e contemporânea), o canto e o ritmo para favorecer a aprendizagem e a interconexão harmoniosa, e promover a integração humana, o auxílio mútuo e a igualdade visando aos bem-estares físico, mental, emocional e social. As pessoas dançam juntas, em círculos, acompanhando com cantos e movimentos de mãos e braços

(Continua.)

Tabela 10-1. *(Cont.)* Práticas Integrativas e Complementares (PICS) Incorporadas ao SUS através da Política Nacional de Práticas Integrativas e Complementares (PNPIC)

PICS	Definição
Espiritualidade e Religiosidade	Prática de suporte ao tratamento com melhora da qualidade de vida e êxito no enfrentamento da doença e tratamento convencional. Espiritualidade é o aspecto de humanidade que se refere ao modo pelo qual indivíduos buscam e expressam sentido à vida e como eles experienciam sua conexão com o momento, consigo mesmos, com os outros, com a natureza e com o significativo ou sagrado. Religiosidade é o grau com que uma pessoa se identifica e pratica os preceitos de sua religião, que inclui crenças, comportamentos, rituais e cerimônias, derivados de tradições estabelecidas ao longo do tempo
Fitoterapia	Tratamento terapêutico caracterizado pelo uso de plantas medicinais em suas diferentes formas farmacêuticas, sem a utilização de substâncias ativas isoladas, ainda que de origem vegetal
Geoterapia	Prática terapêutica natural que consiste na utilização de argila, barro, lamas medicinais, pedras e cristais com objetivo de amenizar e cuidar de desequilíbrios físicos e emocionais por meio dos diferentes tipos de energia desses elementos. A utilização de pedras e cristais promovem equilíbrio dos centros energéticos e meridianos do corpo
Hipnoterapia	Técnica que permite acesso de situações do inconsciente que pode trazer à consciência a percepção da causa de transtornos vivenciados no presente, como fobias, traumas entre outros problemas
Homeopatia	Abordagem terapêutica envolvendo tratamentos de sintomas específicos de cada indivíduo com substâncias altamente diluídas que buscam desencadear o sistema de cura natural do corpo
Massoterapia	Terapia manual por meio de movimentos de fricção ou compressão dos músculos específicos e outros tecidos conjuntivos em um ritmo uniforme com vários níveis de pressão, para melhorar a circulação, prevenir desequilíbrios corporais e melhorar a saúde. Existem diversas técnicas de massagem, dentre elas as relaxantes, estéticas e terapêuticas
Medicina Antroposófica	Sistema terapêutico complexo que se fundamenta em um entendimento do ser humano que considera bem-estar, saúde e doença como eventos ligados ao corpo, mente e espírito do indivíduo, o qual avalia o ser humano a partir dos conceitos de trimembração, quadrimembração e biografia, oferecendo cuidados e recursos terapêuticos específicos, conciliando medicamentos e terapias, como, banhos terapêuticos, terapias físicas, aconselhamento biográfico etc.

Tabela 10-1. *(Cont.)* Práticas Integrativas e Complementares (PICS) Incorporadas ao SUS através da Política Nacional de Práticas Integrativas e Complementares (PNPIC)

PICS	Definição
Meditação	Uso de uma técnica específica, claramente definida, que envolve relaxamento muscular em algum ponto do processo, relaxamento da lógica (não se envolver em sequências de pensamentos); que deve ser, necessariamente, um estado autoinduzido, e utilizar um artifício de autofocalização, como, por exemplo: a respiração, um mantra, uma imagem etc. Existem diversos tipos de meditação que são classificados de acordo com a maneira como se realiza a prática
Musicoterapia	Prática expressiva que utiliza a música e/ou seus elementos – som, ritmo, melodia e harmonia – num processo facilitador e promotor da comunicação, da relação, da aprendizagem, da mobilização, da expressão, da organização, entre outros objetivos terapêuticos relevantes
Naturopatia	Prática que engloba um conjunto de conhecimentos seculares por meio de métodos e recursos naturais que buscam a prevenção de doenças, o estímulo das habilidades curativas inerentes ao corpo, assim como responsabilidade do indivíduo pela própria saúde e adoção de estilos saudáveis de vida
Osteopatia	Prática terapêutica que adota uma abordagem integral no cuidado em saúde e utiliza várias técnicas manuais para auxiliar no tratamento de doenças, entre elas a da manipulação do sistema musculoesquelético (ossos, músculos e articulações), do alongamento, dos tratamentos para a disfunção da articulação temporomandibular (ATM) e da mobilidade para vísceras
Ozonioterapia	Utiliza uma mistura de gás de oxigênio e ozônio para tratamento de feridas e problemas circulatórios
Quiropraxia	Prática terapêutica que atua na prevenção, diagnóstico e tratamento das disfunções do sistema neuromusculoesquelético, através de terapia manual para tecidos moles e a manipulação articular, e consequente alinhamento da coluna vertebral e sua estabilização
Reflexologia	Prática terapêutica que utiliza estímulos em áreas reflexas – os microssistemas e pontos reflexos do corpo existentes nos pés, mãos e orelhas – para auxiliar na eliminação de toxinas, na sedação da dor e no relaxamento. Parte do princípio de que o corpo se encontra atravessado por meridianos que o dividem em diferentes regiões, que têm o seu reflexo, principalmente nos pés ou nas mãos, e permitem, quando massageados, a reativação da homeostase e do equilíbrio nas regiões com algum tipo de bloqueio

(Continua.)

Tabela 10-1. *(Cont.)* Práticas Integrativas e Complementares (PICS) Incorporadas ao SUS através da Política Nacional de Práticas Integrativas e Complementares (PNPIC)

PICS	Definição
Reiki	Realizada por terapeuta habilitado, a prática terapêutica utiliza-se do toque ou da aproximação das mãos para restabelecer o fluxo de energia vital (Qi) visando a promover o equilíbrio energético e pleno funcionamento celular, necessário aos bem-estares físico e mental
Shantala	Prática terapêutica que consiste na manipulação (massagem) para bebês e crianças, pelos pais, composta por uma série de movimentos que favorecem o vínculo entre estes e proporcionam uma série de benefícios decorrentes do alongamento dos membros e da ativação da circulação. Além disso, promove a saúde integral; harmoniza e equilibra os sistemas imunológico, respiratório, digestivo, circulatório e linfático; estimula as articulações e a musculatura; auxilia, significativamente, o desenvolvimento motor; facilita movimentos, como rolar, sentar, engatinhar e andar; reforça vínculos afetivos, cooperação, confiança, criatividade, segurança, equilíbrios físico e emocional
Terapia comunitária integrativa	Prática terapêutica coletiva que envolve a troca de experiências entre as pessoas, diminui o isolamento social, promove acolhimento na prevenção do adoecimento e permite a criação de rede de suporte social solidária para promoção da vida e mobilização dos recursos e competências dos indivíduos, famílias e comunidades
Terapia de florais	Prática terapêutica que utiliza essências derivadas de flores para atuar nos estados mentais e emocionais, sendo a terapia dos florais de Bach, criada pelo médico inglês Dr. Edward Bach (1886-1936), o sistema precursor dessa prática. Exemplos de outros sistemas de florais: australianos, californianos, de Minas, de Saint Germain, do cerrado, Joel Aleixo, Mystica, do Alaska, do Hawai
Termalismo social/ crenoterapia	Consiste na utilização das águas termominerais com propriedades medicinais, considerando seus aspectos ecológicos, históricos, sociais, para fins preventivos, terapêuticos e de manutenção da saúde
Yoga	Yoga significa união da mente individual com a mente universal. A prática inclui uma vida diária ética (*yamas* e *niyamas*), posturas físicas (*asanas*), técnicas de respiração (*pranayama*) e treinamento de meditação (*dhyana*). Há uma grande variedade de formas e estilos de yoga, e a mais comumente praticada é a *Hatha Yoga*

Fonte: Greenlee et al., 2017;[11] NCCIH, 2020;[19] Simino, 2019;[20] Cardoso et al., 2004.[21]

PICS E CUIDADOS PALIATIVOS

No CP, quando as PICS são combinadas aos tratamentos convencionais, os recursos para gerenciar os sintomas são ampliados, otimizando a melhora do bem-estar e da qualidade de vida, com a oferta de um tratamento integrado, holístico e centrado no paciente, independente da fase da trajetória da doença. Como exemplo, podemos utilizar a musicoterapia ou a meditação para o controle da ansiedade, podendo diminuir a quantidade de medicação necessária para tratar este sintoma.[23]

Os CP têm como princípio o cuidado integral e humanizado em todas as fases vivenciadas pelos pacientes diagnosticados com câncer e são extremamente importantes para os pacientes em fase final de vida, quando as terapias convencionais não fornecem tratamento adequado para controlar os sintomas ou produzem seus próprios efeitos adversos. Nesta fase, as PICS incorporam os princípios dos CP, e visam à assistência integral ao paciente, contemplando os aspectos físicos, sociais, emocionais e espirituais.[24,25]

Pacientes com câncer avançado em CP podem apresentar sintomas, como ansiedade, fadiga e dor, para os quais os tratamentos convencionais podem não fornecer alívio suficiente. Algumas modalidades de PICS são muito utilizadas em CP, como aromaterapia, reflexologia e massoterapia.

A revisão sistemática de Candy *et al.* (2020)[26] não encontrou evidências de benefícios de curto prazo do uso da aromaterapia e massagem na qualidade de vida, ansiedade e dor; e para reflexologia, alguns resultados positivos foram encontrados, mas limitados pela baixa qualidade dos estudos. Embora as evidências sejam limitadas sobre a eficácia das práticas, não houve indícios de danos, o que fez com que os autores sugerissem que estas práticas continuem sendo ofertadas aos pacientes em CP, enquanto mais pesquisas são realizadas.

O termo Oncologia Integrativa, proposto, em 2000, é descrito como uma ciência e filosofia que propõe a utilização de terapias complementares com base em evidências científicas coordenadas com o tratamento oncológico convencional, para otimizar os resultados do tratamento, controlar sintomas e prevenir eventos adversos causados por uma interação indesejada.[5,11,12]

A Sociedade de Oncologia Integrativa (SIO) publicou, em 2007, as Diretrizes de Prática Clínica com Base em Evidências para Oncologia Integrativa (atualizada, em 2009), que oferecem recomendações de terapias integrativas para problemas clínicos encontrados em pacientes com câncer. Além disto, em 2014, publicou as Diretrizes de Prática Clínica com Base em Evidências sobre as terapias integrativas durante e após o tratamento do câncer de mama, atualizadas, em 2017, e endossadas, em 2018, pela Sociedade Americana de Oncologia Clínica (ASCO). Nas diretrizes, os pesquisadores avaliaram mais de 80 terapias integrativas diferentes e desenvolveram graus de evidência com base nas pesquisas mais recentes.[11,12,27]

As recomendações das Diretrizes de Prática Clínica com Base em Evidências sobre as terapias integrativas durante e após o tratamento do câncer de mama foram organizadas em A, B, C, D, H e I de acordo com o grau de recomendação e estão descritas na **Tabela 10-2**.[27] Apesar de as diretrizes da SIO de 2017 abordarem as PICS durante e após o tratamento oncológico de pacientes com câncer de mama, devemos refletir sobre a possibilidade de aplicar estas recomendações atualizadas, descritas na **Tabela 10-2**, em pacientes com diagnóstico de outros tipos de cânceres, para os quais ainda não temos diretrizes específicas, e os tratamentos oncológicos podem desencadear efeitos colaterais similares.

Embora haja indicações de que algumas PICS podem ser úteis, a evidência científica atual é insuficiente para avaliar o equilíbrio entre benefícios e malefícios, pois a fundamentação é de baixa qualidade, conflitante ou ausente. É preciso aprender mais sobre os efeitos desses produtos no corpo humano e sobre sua segurança e potenciais interações com medicamentos e outros produtos naturais. Pode ser oferecido para pacientes selecionados, dependendo das circunstâncias individuais, e os pacientes devem compreender a incerteza sobre o equilíbrio entre benefícios e danos.[11,27]

Tabela 10-2. Recomendações para o Uso das Práticas Integrativas e Complementares (PICS) em Condições Específicas e seus Respectivos Graus de Recomendação

Radiodermite
- Aloe vera e creme de ácido hialurônico não devem ser recomendados para melhorar a radiodermite. (Grau D)

Ansiedade e redução do estresse
- A meditação é recomendada para reduzir a ansiedade. (Grau A)
- A musicoterapia é recomendada para reduzir a ansiedade. (Grau B)
- O gerenciamento do estresse é recomendado para reduzir a ansiedade durante o tratamento, mas programas em grupo mais longos são provavelmente melhores do que programas autoadministrados ou programas mais curtos. (Grau B)
- *Yoga* é recomendado para reduzir a ansiedade. (Grau B)
- Acupuntura, massagem e técnicas de relaxamento podem ser consideradas para reduzir a ansiedade. (Grau C)
- Arteterapia, toque terapêutico, hipnose, reflexologia e reiki, quando recomendadas, os pacientes devem ser orientados quanto à incerteza para reduzir ansiedade e estresse. (Grau I)

Náuseas e vômitos induzidos por quimioterapia
- A acupressão pode ser considerada como um complemento a drogas antieméticas para controlar náuseas e vômitos durante a quimioterapia. (Grau B)
- A eletroacupuntura pode ser considerada um complemento a drogas antieméticas para controlar o vômito durante a quimioterapia. (Grau B)
- Gengibre e relaxamento podem ser considerados como complemento a drogas antieméticas para controlar náuseas e vômitos durante a quimioterapia. (Grau C)
- A glutamina não deve ser recomendada para melhorar náuseas e vômitos durante a quimioterapia. (Grau D)
- Aromaterapia, massoterapia e *yoga*, quando recomendadas, os pacientes devem ser orientados quanto à incerteza para reduzir náuseas e vômitos induzidos por quimioterapia. (Grau I)

Tabela 10-2. *(Cont.)* Recomendações para o Uso das Práticas Integrativas e Complementares (PICS) em Condições Específicas e seus Respectivos Graus de Recomendação

Depressão e distúrbios do humor
- A meditação, particularmente a redução do estresse com base na atenção plena, é recomendada para tratar distúrbios do humor e sintomas depressivos. (Grau A)
- O relaxamento é recomendado para melhorar os distúrbios do humor e os sintomas depressivos. (Grau A)
- A *yoga* é recomendada para melhorar os distúrbios do humor e os sintomas depressivos. (Grau B)
- A massagem é recomendada para melhorar os distúrbios do humor. (Grau B)
- A musicoterapia é recomendada para melhorar os distúrbios do humor. (Grau B)
- Acupuntura, toque terapêutico e controle do estresse podem ser considerados para melhorar os distúrbios do humor e os sintomas depressivos. (Grau C)
- Arteterapia, guaraná, hipnose, reflexologia, Qi gong, quando recomendadas, os pacientes devem ser orientados quanto à incerteza para melhorar os distúrbios do humor e sintomas depressivos (Grau I)

Fadiga
- Hipnose e ginseng podem ser considerados para melhorar a fadiga durante o tratamento. (Grau C)
- Acupuntura e yoga podem ser considerados para melhorar a fadiga pós-tratamento. (Grau C)
- Acetil-L-carnitina e guaraná não devem ser recomendados para melhorar a fadiga durante o tratamento. (Grau D)
- Meditação, massoterapia, multivitamínicos, quando recomendados, os pacientes devem ser orientados quanto à incerteza para melhorar a fadiga. (Grau I)

Linfedema
- Terapia a *laser* de baixa intensidade, drenagem linfática manual e bandagem compressiva podem ser consideradas para melhorar o linfedema. (Grau C)
- Yoga, quando recomendada, os pacientes devem ser orientados quanto à incerteza para melhorar o linfedema. (Grau I)

Neuropatia periférica induzida pela quimioterapia
- A acetil-L-carnitina não é recomendada para a prevenção da neuropatia periférica induzida por quimioterapia em pacientes com câncer de mama decorrente de possíveis danos. (Grau H)
- Acupuntura, quando recomendada, os pacientes devem ser orientados quanto à incerteza para melhorar o linfedema. (Grau I)

Dor
- Acupuntura, toque terapêutico, hipnose e musicoterapia podem ser considerados para o controle da dor. (Grau C)
- Massoterapia, reflexologia, quando recomendadas, os pacientes devem ser orientados quanto à incerteza para melhorar a dor. (Grau I)

(Continua.)

Tabela 10-2. *(Cont.)* Recomendações para o Uso das Práticas Integrativas e Complementares (PICS) em Condições Específicas e seus Respectivos Graus de Recomendação

Qualidade de vida
- A meditação é recomendada para melhorar a qualidade de vida. (Grau A)
- Yoga é recomendado para melhorar a qualidade de vida. (Grau B)
- Acupuntura, Qi gong, reflexologia e controle do estresse podem ser considerados para melhorar a qualidade de vida. (Grau C)
- Massoterapia, *cannabis*, quando recomendadas, os pacientes devem ser orientados quanto à incerteza para melhorar a qualidade de vida. (Grau I)

Distúrbios de sono
- Yoga pode ser considerada para melhorar o sono. (Grau C)
- Acupuntura, creme de calêndula, Qi gong, quando recomendadas, os pacientes devem ser orientados quanto à incerteza para melhorar o sono. (Grau I)

Fogachos
- A acupuntura pode ser considerada para melhorar os fogachos. (Grau C)
- A soja não é recomendada para fogachos em pacientes com câncer de mama por causa da falta de eficácia. (Grau D)
- Hipnose, meditação, *yoga*, quando recomendadas, os pacientes devem ser orientados quanto à incerteza para melhorar os fogachos. (Grau I)

Grau de recomendação	Definição
A	Recomenda a modalidade (há grande certeza de que o benefício é substancial – ofereça esta modalidade)
B	Recomenda a modalidade (há alta certeza de que o benefício líquido é moderado, ou há certeza moderada de que o benefício líquido é moderado a substancial – ofereça essa modalidade)
C	Recomenda a oferta a pacientes selecionados individualmente com base no julgamento profissional e nas preferências do paciente (há pelo menos uma certeza moderada de que o benefício líquido é pequeno – oferecer esta modalidade para pacientes selecionados, dependendo das circunstâncias individuais)
D	Recomenda contra o serviço (há certeza moderada ou alta de que a modalidade não tem benefício líquido – desestimule o uso desta modalidade)
H	Recomenda contra o serviço (há certeza moderada ou alta de que os danos superam os benefícios – desestimule o uso dessa modalidade)
I	Provas insuficientes quanto aos riscos e benefícios para a recomendação

SEGURANÇA

As PICS devem ser usadas de forma segura e individualizada como qualquer outro tratamento de saúde. Os riscos relacionados com essas práticas podem estar associados aos produtos, aos profissionais e ao próprio autocuidado, como, por exemplo: uso de produtos de baixa qualidade, adulterados ou falsificados; profissionais não qualificados; diagnóstico incorreto, diagnóstico tardio ou falha no uso de tratamentos convencionais eficazes; exposição a informações enganosas ou não confiáveis; eventos adversos diretos, efeitos colaterais ou interações de tratamentos indesejados.[13]

A qualificação dos profissionais tem uma relação direta com segurança do paciente. As maneiras pelas quais os profissionais de PICS obtêm seus conhecimentos e as habilidades variam entre os países. Por exemplo, em muitos países europeus e nos Estados Unidos a quiropraxia, a naturopatia e a osteopatia são PICS com formação universitária. No entanto, em muitos países em desenvolvimento, o conhecimento e as habilidades têm sido transferidos de geração em geração oralmente, tornando difícil identificar profissionais qualificados.[13]

As práticas mente-corpo, como, por exemplo, meditação e *yoga*, quando praticadas de maneira adequada são geralmente consideradas seguras, auxiliam no controle de ansiedade, depressão, alteração de humor e proporcionam melhora da qualidade de vida.[12,19]

Produtos naturais, como medicamentos fitoterápicos, estão disponíveis para os consumidores e são vendidos como suplementos alimentares, no entanto, a segurança do uso de muitos destes produtos é incerta. Algumas das preocupações de segurança estão relacionadas com as possibilidades de interações medicamentosas e de contaminação do produto decorrente da maneira que foi manufaturado.[19]

A Agência Nacional de Vigilância Sanitária (ANVISA) publicou a Resolução da Diretoria Colegiada (RDC) 13/2013 e a RDC 18/2013, que dispõem sobre as boas práticas de fabricação e de manipulação de plantas medicinais e fitoterápicos, respectivamente, e asseguram padrões de qualidade apropriados para o uso pretendido, contemplando os objetivos da Política Nacional de Plantas Medicinais e Fitoterápicos, aprovada pelo Ministério da Saúde, em 2006, consolidada, em 2017, que visa a garantir à população brasileira o acesso seguro e o uso racional de plantas medicinais e fitoterápicos.[14,28-30]

Alguns pacientes usam suplementos alimentares e plantas medicinais indiscriminadamente para possíveis benefícios na prevenção e tratamento do câncer. Algumas das possíveis interações indesejadas são diminuição da eficácia e aumento da toxicidade dos agentes quimioterápicos; aumento do sangramento quando tomados com anticoagulantes; interações indesejadas com anestésicos; aumento da toxicidade da pele; diminuição dos efeitos da radioterapia e estímulo ao crescimento de cânceres sensíveis a hormônios.[6,12,19]

Alguns produtos naturais podem causar efeitos adversos se não usados adequadamente, sendo os mais comuns as condições alérgicas, como urticária, prurido, edema, hematomas e sintomas gastrointestinais, como náusea, vômito, dor de estômago e constipação. Na **Tabela 10-3** estão descritas algumas plantas medicinais, suas supostas indicações de uso pelos pacientes oncológicos e os potenciais efeitos adversos.[6,12,19,31]

Tabela 10-3. Plantas Medicinais, suas Supostas Indicações e Potenciais Efeitos Adversos

Plantas medicinais	Supostas indicações	Potenciais efeitos adversos
Astrágalo *Astragalus membranaceus*	Melhorar o sistema imunológico, resfriados, infecções respiratórias e os efeitos colaterais da quimioterapia	▪ Eficácia diminuída de imunossupressores, como ciclofosfamida ▪ Aumenta o risco de rejeição de medula óssea ou transplante de órgão
DHEA *Dehydroepiandrosterone*	Doença de Alzheimer, perda de memória, osteoporose, depressão, tratamento de câncer	▪ Efeitos androgênicos e estrogênicos ▪ Aumento do risco de alguns tipos de câncer ▪ Pode interferir com o tamoxifeno
Alho *Allium sativum**	Prevenção ou tratamento do câncer, doenças circulatórias, infecções de pele	▪ Interage com substratos CYP450 e P-gP ▪ Efeitos antiplaquetários, hemorragia pós-operatória, aumento do risco de sangramento com anticoagulantes ▪ Interações indesejadas com anestésicos ▪ Pode interferir com medicamentos hipoglicêmicos ou ciclosporina com potencial rejeição de transplante
Ginkgo *Ginkgo biloba*	Distúrbios circulatórios, demência, doença de Alzheimer, perda auditiva, zumbido	▪ Interage com substratos CYP450, MAOI, P-gP e UGT ▪ Efeitos anticoagulantes/antiplaquetários; relatos de casos de sangramento espontâneo ▪ Convulsões em pacientes predispostos e quando combinados com antipsicóticos, incluindo proclorperazina (também um antiemético)
Ginseng *Panax ginseng*	Prevenção/tratamento do câncer, diabetes, imunoestimulação, melhora da força/resistência	▪ Pode estimular o crescimento de cânceres sensíveis a hormônios por causa da atividade estrogênica ▪ Interage com muitos medicamentos, incluindo imatinibe (aumento do risco de hepatotoxicidade), insulina e sulfonilureias (aumento dos efeitos hipoglicêmicos), anticoagulantes (antagoniza os efeitos), IMAOs (sintomas semelhantes aos maníacos)

Tabela 10-3. *(Cont.)* Plantas Medicinais, suas Supostas Indicações e Potenciais Efeitos Adversos

Plantas medicinais	Supostas indicações	Potenciais efeitos adversos
Chá verde *Camellia sinensis*	Pressão sanguínea e colesterol; prevenção/tratamento do câncer; doença cardíaca; redução de peso	▪ Interage com substratos CYP450 e UGT ▪ Inibe bortezomib e irinotecano; pode antagonizar os efeitos de antiplaquetários/anticoagulantes ▪ Efeitos diuréticos; náuseas e distúrbios gastrointestinais
Maitake *Grifola Frondosa*	Prevenção/tratamento do câncer; diabetes, imunoestimulação, perda de peso	▪ Pode reduzir o nível de glicose no sangue e ter efeitos sinérgicos com medicamentos hipoglicêmicos ▪ Pode interagir com a varfarina
Saw Palmetto *Serenoa repens*	Hiperplasia prostática benigna (HPB), câncer de próstata, prostatite	▪ Pode ter efeitos anticoagulantes aditivos e prolongar o tempo de sangramento; relatos de casos de hemorragia intraoperatória grave, hematúria e coagulopatia, pancreatite aguda e lesão hepática grave ▪ O autotratamento com Saw Palmetto para sintomas como HPB pode atrasar o diagnóstico e o tratamento de doenças graves, incluindo câncer de próstata
Soja *Glycine max**	Sintomas da menopausa, tosse, prevenção do câncer, doenças cardiovasculares	▪ Pode estimular o crescimento de cânceres sensíveis a hormônios decorrentes da atividade estrogênica ▪ Pode inibir as ações de drogas quimioterápicas, incluindo tamoxifeno e inibidores de aromatase
Erva-de-São João *Hypericum perforatum*	Depressão, ansiedade, humor e distúrbios do sono	▪ Pode alterar o metabolismo de muitos medicamentos ▪ Pode causar fotossensibilidade ou aumentar a toxicidade cutânea da radioterapia ▪ Pode reduzir a eficácia da quimioterapia ▪ Podem surgir sintomas de abstinência com parada repentina ▪ Pode causar síndrome da serotonina com o uso concomitante de antidepressivos

Tabela 10-3. *(Cont.)* Plantas Medicinais, suas Supostas Indicações e Potenciais Efeitos Adversos

Plantas medicinais	Supostas indicações	Potenciais efeitos adversos
Açafrão *Cúrcuma longa* *	Prevenção do câncer, infecções, inflamação	• Interage com substratos CYP450, P-gP e UGT incluindo ciclofosfamida, doxorrubicina e norfloxacina • Pode aumentar o risco de sangramento por causa de suas propriedades antiplaquetárias
Capim santo/Cidreira *Cymbopogon citratus* *	Cólicas intestinais e uterinas. Quadros leves de ansiedade e insônia como calmante suave	• Pode aumentar o efeito de medicamentos sedativos

*Plantas medicinais aprovadas pela ANVISA; CYP450, citocromo P450; GI, gastrointestinal; HPB, hiperplasia prostática benigna; IMAO, inibidores da monoamina oxidase; P-gP, glicoproteína P; UGT, uridina 5'-difosfo-glucuronosiltransferase.

Pacientes oncológicos devem ser informados que o uso de vitaminas, minerais, ervas e medicamentos fitoterápicos não são substitutos viáveis para o tratamento convencional e que o fato de serem produtos naturais não significa que são seguros. Esses agentes devem ser usados apenas sob a supervisão de profissionais de saúde capacitados e familiarizados com seus benefícios e riscos potenciais, levando em consideração a condição clínica do paciente e os medicamentos atuais prescritos.[6]

FONTES SEGURAS DE INFORMAÇÕES

Os pacientes com câncer utilizam as PICS, muitas vezes, sem o conhecimento ou aprovação da equipe multiprofissional. Pesquisas sugerem que 38% a 60% dos pacientes não informam o uso dessas práticas, por uma combinação de fatores individuais e contextuais. As principais barreiras à divulgação são a falta de investigação, por desinteresse, desinformação ou restrições de tempo de consulta pela equipe multiprofissional; a desaprovação antecipada da equipe, a percepção dos pacientes de que é irrelevante para o cuidado em oncologia e por quererem manter o controle de seu tratamento.[2,32,33]

Engdal *et al.* (2008)[34] demonstraram que pacientes com câncer avançado em quimioterapia paliativa discutiam mais o uso das PICS com a equipe multiprofissional do que pacientes em quimioterapia curativa (72% *versus* 46%), sendo que 62% dos profissionais foram neutros ou indiferentes, 24% recomendaram parar e 10% encorajaram o uso.

Os profissionais de saúde que atuam em oncologia devem ter conhecimentos das PICS para que possam avaliar, de forma individual, a contribuição como complemento ao tratamento convencional ou até mesmo orientar a não realização, quando for prejudicial. O aconselhamento dos prós e contra sobre as PICS, pela equipe multiprofissional, deve ser com base em evidências científicas, para que possa ser oferecido um tratamento integrativo, seguro e eficaz a cada paciente. Considerando que um número significativo de pacientes com câncer usa ou considera usar as PICS, a comunicação sobre o uso delas entre o paciente e o profissional da saúde é uma parte importante do tratamento oncológico, para facilitar a capacidade dos pacientes de avaliar a segurança e eficácia da prática escolhida, garantir a prevenção de interações prejudiciais com seus tratamentos convencionais e determinar onde e quando eles podem acessar as informações com mais segurança.[33]

O uso da internet para encontrar informações sobre saúde está aumentando dramaticamente, principalmente sobre as PICS. Estimativas atuais sugerem que 80% dos usuários da internet pesquisam informações sobre tópicos de saúde. No entanto, a qualidade das informações é variável, pois não há restrições sobre quem pode apresentar as informações, não havendo assim garantia da exatidão, atualização e embasamento científico do conteúdo.[35-37]

Na **Tabela 10-4** estão listados alguns dos *sites* recomendados para pesquisa das PICS com base em evidências científicas e questões legais.[6,38]

Tabela 10-4. *Sites* recomendados para Pesquisa das Práticas Integrativas e Complementares (PICS)

National Cancer Institute's Office of Cancer Complementary and Alternative Medicine	https://cam.cancer.gov/
Memorial Sloan-Kettering Cancer Center	http://www.mskcc.org/mskcc/html/44.cfm
University of Texas M. D. Anderson Cancer Center Complementary/ Integrative Medicine Education Resources	http://www.mdanderson.org/CIMER
The Cochrane Review Organization	http://www.cochrane.org/index2.htm
Natural Standard	http://www.naturalstandard.com/
Natural Medicines Comprehensive Database	http://www.naturaldatabase.com/
American Botanical Council	http://www.herbalgram.org
National Center for Complementary and Integrative Health	https://www.nccih.nih.gov/
World Health Organization	http://apps.who.int/iris/bitstream/ 10665/92455/1/9789241506090_eng.pdf?ua=1
Complementary and Alternative Medicine for Cancer	http://www.cam-cancer.org
Society for Integrative Oncology	http://www.integrativeonc.org/

CONSIDERAÇÕES FINAIS

Pacientes em CP, frequentemente, utilizam as PICS, com ou sem o conhecimento da equipe multiprofissional, para alívio de sintomas e dos efeitos adversos do tratamento. Estas práticas, quando com base em evidências científicas e associadas de forma coordenada aos tratamentos oncológicos convencionais, proporcionam bem-estares físico, mental, psicossocial e espiritual, melhorando a qualidade de vida dos pacientes. Contudo, para que possamos oferecer tratamento integrativo e centrado no paciente, as PICS devem ser adaptadas às necessidades e preferências de cada paciente, que deve ser educado quanto às propagandas enganosas nas mídias sociais e orientado quanto às fontes de informações seguras, evitando práticas não comprovadas e danos decorrentes destas.

Um crescente número de publicações científicas apoia o uso de acupuntura, massoterapia, musicoterapia, meditação e outras PICS para o alívio de sinais e sintomas em decorrência do câncer e de seus tratamentos convencionais. O fisioterapeuta é um dos profissionais da equipe multidisciplinar que, geralmente, tem maior frequência e tempo de atendimento com os pacientes, sendo importante o conhecimento a respeito das PICS que tem evidências científicas de segurança e eficácia, e aquelas que são prejudiciais e não recomendadas aos pacientes oncológicos. O conhecimento acerca das PICS permite a oferta de orientações quanto ao uso seguro e eficaz destas práticas aos pacientes, em especial aqueles em CP que são mais vulneráveis.

REFERÊNCIAS BIBLIOGRÁFICAS

1. Calcagni N, Gana K, Quintard B. A systematic review of complementary and alternative medicine in oncology: Psychological and physical effects of manipulative and body-based practices. PLoS ONE. 2019;14(10):1-17.
2. Buckner CA, Lafrenie RM, Dénommée JA, Caswell JM, Want DA. Complementary and alternative medicine use in patients before and after a cancer diagnosis. Curr Oncol. 2018;25(4):e275-e281.
3. Bahall M. Prevalence, patterns, and perceived value of complementary and alternative medicine among cancer patients: a cross-sectional, descriptive study. BMC Complement Altern Med. 2017;17(345):1-9.
4. Eliott JA, Kealey CP, Olver IN. (Using) Complementary and alternative medicine: the perceptions of palliative patients with cancer. J Palliat Med. 2008;11:58-67.
5. Jones E, Nissen L, McCarthy A, Steadman K, Windsor C. Exploring the Use of Complementary and Alternative Medicine in Cancer Patients. Integr Cancer Ther. 2019;18:1-9.
6. Deng G, Cassileth BR. Integrative oncology in palliative medicine. In: Cherny N, Fallon M, Kaasa S, Portenoy R, Currow DC, editors. Oxford Textbook of Palliative Medicine. 5th ed. Oxford: Oxford University Press; 2015. p. 260-70.
7. Brasil. Decreto nº 5.813, de 22 de junho de 2006. Aprova a Política Nacional de Plantas Medicinais e Fitoterápicos e dá outras providências. Diário Oficial [da] República Federativa do Brasil, Poder Executivo, Brasília, DF, n. 119, 23 jun. 2006. Seção 1, p. 2-4.

8. Organização Mundial da Saúde (OMS). Tradicional Medicine Strategy; 2002. [acesso em 26 set 2020]. Disponível em: http://whqlibdoc.who.int/hq/2002/WHO_EDM_TRM_2002.1.pdf?ua=1
9. National Center for Complementary and Integrative Health (NCCIH). Complementary, Alternative, or Integrative Health: What's In a Name? 2018. [acesso em 09 jan 2020]. Disponível em: https://nccih.nih.gov/health/integrative-health
10. The Office of Complementary and Alternative Cancer Medicine (OCCAM). About CAM. 2012. [acesso em 09 jan 2020]. Disponível em: https://cam.cancer.gov/health_information/about_cam.htm
11. Greenlee H, DuPont-Reyes MJ, Balneaves LG, Carlson LE, Cohen MR, Deng G, et al. Clinical practice guidelines on the evidence-based use of integrative therapies during and following breast cancer treatment. CA Cancer J Clin. 2017;67(3):194-232.
12. Deng GE, Frenkel M, Cohen L, Cassileth BR, Abrams DI, Capodice JL, et al. Society for Integrative Oncology. Evidence based clinical practice guidelines for integrative oncology: complementary therapies and botanicals. J Soc Integr Oncol. 2009;7(3):85-120.
13. Organização Mundial da Saúde (OMS). Tradicional Medicine Strategy; 2014. [acesso em 26 set 2020]. Disponível em: http://apps.who.int/iris/bitstream/10665/92455/1/9789241506090_eng.pdf?ua=1
14. Brasil. Ministério da Saúde. Secretaria de Atenção à Saúde. Departamento de Atenção Básica. Política Nacional de Práticas Integrativas e Complementares no SUS - PNPIC-SUS / Ministério da Saúde, Secretaria de Atenção à Saúde, Departamento de Atenção Básica. - Brasília: Ministério da Saúde, 2006. 92 p. - (Série B. Textos Básicos de Saúde)
15. Brasil. Ministério da Saúde. Secretaria de Atenção à Saúde. Departamento de Atenção Básica. Política Nacional de Práticas Integrativas e Complementares no SUS: atitude de ampliação de acesso / Ministério da Saúde. Secretaria de Atenção à Saúde. Departamento de Atenção Básica. – 2. ed. – Brasília: Ministério da Saúde, 2015. 96 p.: il.
16. Brasil. Ministério da Saúde. Portaria n. 849, de 27 de março de 2017. Inclui a Arteterapia, Ayurveda, Biodança, Dança Circular, Meditação, Musicoterapia, Naturopatia, Osteopatia, Quiropraxia, Reflexoterapia, Reiki, Shantala, Terapia Comunitária Integrativa e Yoga à Política Nacional de Práticas Integrativas e Complementares. Diário Oficial [da] República Federativa do Brasil, 28 mar 2017; Seção 1.
17. Brasil. Ministério da Saúde. Portaria n. 702, de 21 de março de 2018. Altera a Portaria de Consolidação nº2/GM/MS, de 28 de setembro de 2017, para incluir novas práticas na Política Nacional de Práticas Integrativas e Complementares – PNPIC. Diário Oficial [da] República Federativa do Brasil, 22 mar 2018; Seção 1.
18. Brasil. Ministério da Saúde. Secretaria-Executiva. Secretaria de Atenção à Saúde. Glossário temático: práticas integrativas e complementares em saúde / Ministério da Saúde, Secretaria-Executiva, Secretaria de Atenção à Saúde. – Brasília: Ministério da Saúde, 2018. p. 180.
19. National Center for Complementary and Integrative Health (NCCIH). Complementary, Alternative, or Integrative Health: Heath Topic A-Z. 2020. [acesso em 09 jan 2020]. Disponível em: https://www.nccih.nih.gov/health/atoz

20. Simino GPR. Práticas Integrativas e Complementares em Oncologia. In: Santos M, Corrêa TS, Faria LDBB, Siqueira GSM Reis PED, Pinheiro RN. Diretrizes Oncológicas 2. São Paulo: Doctor Press Ed. Científica; 2019. p. 819-25.
21. Cardoso R, Souza E, Camano L, Leite JR. Meditation in health: an operational definition. Brain Res Brain Res Protoc. 2004;14:58-60.
22. Lee SM, Choi HC, Hyun MK. An Overview of Systematic Reviews: Complementary Therapies for Cancer Patients. Integr Cancer Ther. 2019;18:1-11.
23. Marchand L. Integrative and complementary therapies for patients with advanced cancer. Ann Palliat Med. 2014;3(3):160-71.
24. Verhoef M. Complementary and alternative approaches in palliative care: why are advanced cancer patients using them? Progress in Palliative Care. 2012;20:5,264-271.
25. Zappa SB, Cassileth BR. Complementary approaches to palliative oncological care. J Nurs Care Qual. 2003;18:22-6.
26. Candy B, Armstrong M, Flemming K, Kupeli N, Stone P, Vickerstaff V, et al. The effectiveness of aromatherapy, massage and reflexology in people with palliative care needs: A systematic review. Palliat Med. 2020;34(2):179-94.
27. Lyman GH, Greenlee H, Bohlke K, Bao T, DeMichele AM, Deng GE, et al. Integrative Therapies During and After Breast Cancer Treatment: ASCO Endorsement of the SIO Clinical Practice Guideline. J Clin Oncol. 2018;36(25):2647-55.
28. Brasil. Ministério da Saúde. Portaria de Consolidação nº 2, de 28 de setembro de 2017. Consolidação das normas sobre as políticas nacionais de saúde do Sistema único de Saúde. Diário Oficial [da] República Federativa do Brasil, Poder Executivo, Brasília, DF, n. 190, 28 set. 2017. Seção 1S, p. 61.
29. Agência Nacional de Vigilância Sanitária (ANVISA) (Brasil). Resolução RDC nº 13, de 14 de março de 2013. Dispõe sobre as Boas Práticas de Fabricação de Produtos Tradicionais Fitoterápicos. Diário Oficial [da] República Federativa do Brasil, Poder Executivo, Brasília, DF, n. 51, 15 mar. 2013. Seção 1, p. 50-56.
30. Agência Nacional de Vigilância Sanitária (ANVISA) (Brasil). Resolução RDC nº 18, de 3 de abril de 2013. Dispõe sobre as boas práticas de processamento e armazenamento de plantas medicinais, preparação e dispensação de produtos magistrais e oficinais de plantas medicinais e fitoterápicos em farmácias vivas no âmbito do Sistema Único de Saúde (SUS). Diário Oficial [da] República Federativa do Brasil, Poder Executivo, Brasília, DF, n. 66, 7 abr. 2013. Seção 1, p. 37.
31. Brasil. Conselho Regional de Farmácia do Estado de São Paulo. Departamento de Apoio Técnico e Educação Permanente. Comissão Assessora de Plantas Medicinais e Fitoterápicos. Plantas Medicinais e Fitoterápicos. / Conselho Regional de Farmácia do Estado de São Paulo. – São Paulo: Conselho Regional de Farmácia do Estado de São Paulo, 2019. 4ª edição. p. 86.
32. Tilburt J, Yost KJ, Lenz HJ, Zúñiga ML, O'Byrne T, Branda ME, et al. A Multicenter Comparison of Complementary and Alternative Medicine (CAM) Discussions in Oncology Care: The Role of Time, Patient-Centeredness, and Practice Context. Oncologist. 2019;24(11):e1180-e1189.
33. Davis EL, Oh B, Butow PN, Mullan BA, Clarke S. Cancer Patient Disclosure and Patient-Doctor Communication of Complementary and Alternative Medicine Use: A Systematic Review. Oncologist. 2012;17(11):1475-81.

34. Engdal S, Steinsbekk A, Klepp O, Nilsen OG. Herbal use among cancer patients during palliative or curative chemotherapy treatment in Norway. Support Care Cancer. 2008;16(7):763-9.
35. Valente J. Brasil tem 134 milhões de usuários de internet, aponta pesquisa. Agência Brasil, Brasília, 26 de maio de 2020. [acesso em 11 jset 2020]. Disponível em: https://agenciabrasil.ebc.com.br/geral/noticia/2020-05/brasil-tem-134-milhoes-de-usuarios-de-internet-aponta-pesquisa
36. Cambricoli F. Brasil lidera aumento das pesquisas por tema de saúde no Google. O Estado de S. Paulo, São Paulo, 10 de fev. de 2019. [acesso em 12 fev 2020]. Disponível em: https://saude.estadao.com.br/noticias/geral,brasil-lidera-aumento-das-pesquisas-por-temas-de-saude-no-google,70002714897
37. Pilkington K, Gamst A, Liu I, Ostermann T, Pinto D, Richardon J. The International Collaboration on Complementary Therapy Resources (ICCR): working together to improve online CAM information. J Altern Complement Med. 2011;17(7):647-53.
38. Stub T, Quandt SA, Arcury TA, Sandberg JC, Kristoffersen AE. Conventional and complementary cancer treatments: where do conventional and complementary providers seek information about these modalities? BMC Health Serv Res. 2018;18(854):1-9.

PECULIARIDADES DO EXERCÍCIO FÍSICO EM CUIDADOS PALIATIVOS

CAPÍTULO 11

Tânia Tonezzer ▪ Larissa Louise Campanholi

O exercício físico é recomendado para todas as pessoas, mas quando se trata de pacientes em Cuidados Paliativos (CP), muitos profissionais ainda apresentam dúvidas. Mas, antes que este assunto seja aprofundado, devemos entender a diferença entre atividade física *versus* exercício físico:

- Atividade física engloba qualquer movimento com o corpo que aumente o gasto energético, como, por exemplo: atividades domésticas, uma corrida até o ponto de ônibus, um passeio com o cachorro, uma caminhada até o supermercado entre outras.
- Exercício físico consiste em movimentos corporais organizados, com determinada duração, intensidade, ritmo e frequência, cujo objetivo é melhorar o condicionamento físico. Por exemplo: caminhada diária de intensidade moderada, corrida, natação, musculação. O exercício físico auxilia na redução no percentual de massa gorda, aumento na massa magra e preservação da massa óssea.

Indivíduos saudáveis que praticam exercício físico regular apresentam uma alteração favorável em numerosos componentes do sistema imunológico e diminuição da inflamação crônica, da resistência à insulina, além do aumento da capacidade cardiovascular, o que faz com que o organismo fique mais forte para combater células que possam vir a desenvolver um tumor. O exercício modula células envolvidas na imunidade inata e adaptativa e consegue inibir fases da carcinogênese como a iniciação e progressão do tumor.[1] Diversas pesquisas demonstraram que em média 30% do total de óbitos relacionados com câncer está associado à falta de exercício, à inatividade e aspectos nutricionais (obesidade).[2]

Pacientes em tratamento oncológico ou que já terminaram o tratamento devem fazer exercícios físicos, com exceção no período do pós-operatório recente da retirada do tumor, mas assim que obtiverem a liberação médica, devem retomar a prática de exercícios, mesmo durante a quimioterapia ou radioterapia.[3]

Historicamente, pacientes com câncer eram encorajados a evitar atividade física e manter repouso, até que, em 2010, o Colégio Americano de Medicina Esportiva lançou um *Guideline* de Exercícios para Sobreviventes de Câncer, incentivando a prática semanal de exercícios aeróbicos e resistidos. Pacientes oncológicos devem ser tão fisicamente ativos quanto suas habilidades e condições permitirem, evitando a inatividade pois realizar qualquer atividade física é melhor que nenhuma. O treinamento de força deve ocorrer entre duas a três sessões semanais compreendendo exercícios para os principais grupos musculares, além de alongamentos musculares.[4]

Existem fortes evidências em apoio ao exercício para pacientes oncológicos, pois ajudam a melhorar a função física, qualidade de vida, fadiga, composição corporal, função psicossocial e qualidade do sono, embora os efeitos nas taxas de dor e sobrevida não sejam claros em pacientes com câncer avançado.[5]

A dose ideal de exercício com relação à frequência, intensidade, tempo e tipo mais eficaz para alcançar resultados clinicamente favoráveis não é totalmente clara. A literatura é limitada em quantidade e qualidade de estudos que investigam especificamente esse tópico.[6] Os médicos devem encaminhar pacientes de CP a profissionais adequadamente qualificados, capazes de oferecer programas de exercícios personalizados.[5]

A Sociedade de Oncologia Clínica da Austrália lançou uma declaração de posicionamento onde confirma que o exercício em pacientes oncológicos é seguro e eficaz e deve ser realizado semanalmente por, no mínimo, 150 minutos de exercício aeróbico de intensidade moderada, acrescido de 2 ou 3 treinamentos resistidos de intensidade moderada. Ainda ressalta que o exercício deve ser incorporado como parte do tratamento padrão do câncer, assim como outros tratamentos oncológicos (quimioterapia, radioterapia). O exercício físico ajuda a neutralizar os efeitos adversos do câncer e seu tratamento, devendo ser prescrito por fisiologista ou fisioterapeuta com experiência em oncologia.[7]

Uma revisão sistemática e metanálise de estudos epidemiológicos com 123.754 participantes que tiveram câncer de mama demonstraram que o exercício físico pode evitar recidiva em 24% e diminui a mortalidade em 34%, sendo que há uma relação inversa entre exercício físico e mortes por câncer de mama.[8]

Os benefícios do exercício físico parecem ser também promissores em pacientes de câncer metastático com sintomas de fadiga, que está entre os mais prevalentes nos CP (80% a 90%). A revisão feita por Eyigor e Akdeniz (2014)[9] mostrou que os estudos de intervenções de exercícios supervisionados para este grupo específico de pacientes foram associados à melhora clínica da função e da qualidade de vida, além de ter efeitos positivos nas alterações de humor e sintomas psicológicos.

Embora o declínio da qualidade de vida progrida com o avanço da doença no câncer metastático, este é menor em indivíduos que realizaram terapia supervisionada de exercícios. Entretanto, são escassas pesquisas que investigam os efeitos do exercício em pacientes oncológicos com doença avançada (fase de terminalidade e fase final de vida).[9]

Outros estudos têm mostrado os possíveis efeitos dos exercícios de fortalecimento muscular e a sua importância na manutenção e ganho de massa muscular para melhorar as AVD dos pacientes de câncer avançado. Entretanto, não existe um consenso relativo ao tipo e dose de exercício mais adequado.[10]

A caquexia relacionada com o câncer é considerada uma síndrome complexa e multifatorial, que compromete a capacidade física e funcional de maneira progressiva, que evolui com perda de massa e força muscular.[11] Existem muito poucas opções de tratamento para pacientes com câncer avançado nesta condição, porém o suporte nutricional é um componente terapêutico fundamental neste processo, e poderá ter seus efeitos potencializados quando associado a exercício físico. Hoje, de fato, aumentam as evidências para a recomendação das terapias por exercício nos quadros de caquexia em pacientes de câncer em estágios avançados.[12-14] Um estudo de metanálise avaliou os efeitos do exercício físico na força e na massa muscular associados ao tratamento ativo do câncer. Os resultados apontaram que seria possível prevenir a perda de massa muscular através, tanto dos exercícios aeróbicos quanto de resistência, concomitantemente ao tratamento ativo do câncer.[10]

Oldervoll *et al.* (2006)[15] realizaram um estudo piloto com 34 indivíduos com câncer incurável e curta expectativa de vida onde foram avaliados os efeitos de um programa de exercícios no desempenho físico e na qualidade de vida. Os pacientes foram submetidos a um programa de exercícios em grupo, com 50 minutos de duração, duas vezes por semana, durante 6 semanas. O desempenho físico foi medido pelo teste de caminhada de 6 minutos, sentar para ficar de pé e alcance funcional, e a fadiga avaliada pelo Questionário de Fadiga. Os resultados foram positivos tanto para a função física, quanto emocional e redução da fadiga ($p < 0,05$).

CONSIDERAÇÕES FINAIS

Embora desafiadoras, as intervenções de exercício físico são viáveis em pacientes oncológicos em cuidados paliativos. De fato hoje, ainda, tem sido dada pouca atenção nos estudos científicos e a prática clínica de CP no que se refere à manutenção e recuperação da função física de pacientes em estágios avançados da doença e com expectativa de vida limitada. Entretanto, os resultados subjetivos e objetivos de diversos estudos clínicos são bastante promissores quanto ao controle e redução de sintomas, melhora da capacidade funcional e qualidade de vida. Pesquisas futuras nesta direção são fundamentais, em especial as que considerem os diferentes estágios da trajetória da doença, seus objetivos e especificidades. Além disso, outro ponto importante é a conscientização da equipe envolvida nos cuidados do paciente, que um programa de exercício físico pode ser possível e seguro. Desta forma, pesquisas randomizadas e controladas são necessárias para se entender os possíveis efeitos do exercício físico em pacientes oncológicos em CP.

REFERÊNCIAS BIBLIOGRÁFICAS

1. Koelwyn GJ, Wennerberg E, Demaria S, Jones LW. Exercise in Regulation of Inflammation-Immune Axis Function in Cancer Initiation and Progression. Oncology (Williston Park). 2015;29(12):214800.
2. Brown JC, Winters-Stone K, Lee A, Schmitz KH. Cancer, physical activity, and exercise. Compr Physiol. 2012;2(4):2775-809.
3. Courneya KS, Friednreich CM, Arthur K, Bobick TM. Understanding exercise motivation in colorectal cancer patients: A prospective study using the theory of planned behavior. Rehabil Psychol. 1999;44:68-84.
4. Schmitz KH, Courneya KS, Matthews C, Demark-Wahnefried W, Galvão DA, Pinto BM, et al. American College of Sports Medicine roundtable on exercise guidelines for cancer survivors. Med Sci Sports Exerc. 2010:42(7):1409-26.
5. Heywood R, McCarthy AL, Skinner TL. Efficacy of Exercise Interventions in Patients with Advanced Cancer: A Systematic Review. Arch Phys Med Rehabil. 2018;99(12):2595-620.
6. Ibrahim EM, Al-Homaidh A. Physical activity and survival after breast cancer diagnosis: Meta-analysis of published studies. Med Oncol. 2011;28:753-65.
7. Cormie P, Atkinson M, Bucci L, Cust A, Eakin E, Hayes S, et al. Clinical Oncology Society of Australia position statement on exercise in cancer care. Med J Aust. 2018;209(4):184-7.
8. Lahart IM, Metsios GS, Nevill AM, Carmichael AR. Physical activity, risk of death and recurrence in breast cancer survivors: A systematic review and meta-analysis of epidemiological studies. Acta Oncol. 2015;54:635-54.
9. Eyigor S, Akdeniz S. Is exercise ignored in palliative cancer patients? Palliative care and exercise. World J Clin Oncol. 2014;5(3):554-59.
10. Stene GB, Helbostad JL, Balstad TR, Riphagen II, Kaasa S, Oldervoll LM. Effect of physical exercise on muscle mass and strength in cancer patients during treatment a systematic review. Crit Rev Oncol Hematol. 2013;88:573-93.
11. Vagnildhaug OM, Brunelli C, Hjermstad MJ, Strasser F, Baracos V, Wilcock A, et al. A prospective study examining cachexia predictors in patients with incurable cancer. BMC Palliat Care. 2019:18(1):8-46.
12. Argilés JM, Busquets S, López-Soriano FJ, Costelli P, Penna F. Are there any benefits of exercise training in cancer cachexia? J Cachexia Sarcopenia Muscle. 2012;3(2):73-6.
13. Blum D, Omlin A, Baracos VE, Solheim TS, Tan BH, Stone P, et al. Cancer cachexia: a systematic literature review of items and domains associated with involuntary weight loss in cancer. Crit Rev Oncol Hematol. 2011;80:114-44.

14. Maddocks M, Murton AJ, Wilcock A. Improving muscle mass and function in cachexia: non-drug approaches. Curr Opin Support Palliat Care. 2011;5:361-4.
15. Oldervoll LM, Loge JH, Paltiel H, Asp MB, Vidvei U, Wiken AN, et al. The Effect of a Physical Exercise Program in Palliative Care: A Phase II Study. J Pain Symptom Manage. 2006;31(5):421-30.

OXIGENOTERAPIA

Carla Marzullo Plens

A oxigenoterapia é a administração de oxigênio (O_2) em concentrações superiores às do ar ambiente (21%) com objetivo de corrigir a hipóxia, tanto em condições clínicas agudas, quanto crônicas. As causas subjacentes, possíveis e reversíveis, da hipoxemia devem ser diagnosticadas e tratadas.[1,2]

A suplementação do O_2 é indicada em situações de hipoxemia, ou seja, pressão parcial de oxigênio no sangue arterial (PaO_2) < 60 mmHg e saturação arterial de oxigênio (SaO_2) < 90%, em ar ambiente e repouso, ou com $PaO_2 \leq$ 55 mmHg e $SaO_2 \leq$ 88% em condições específicas, como, doença pulmonar obstrutiva crônica (DPOC), *cor pulmonale*, insuficiência cardíaca congestiva (ICC), durante o sono ou exercício físico. Não há evidências que o O_2 suplementar tenha efeito na sensação de dispneia em pacientes não hipoxêmicos. Não deve ser recomendado em cuidados paliativos (CP) em fase de final de vida.[2-4]

Pacientes que apresentam hipoxemia grave e/ou hipercapnia com acidose respiratória têm indicação de ventilação mecânica não invasiva (VMNI) ou invasiva (VMI), com exceção para aqueles em fase de final de vida em que não há indicação de tratamento fútil que prolongue o processo de morte.[1]

Para a realização da oferta de O_2 suplementar, existem dois tipos de sistemas, o sistema de baixo fluxo que fornece O_2 a fluxos inferiores à demanda inspiratória total do paciente (cânula nasal, máscara simples, máscara simples com reservatório, máscara de macronebulização e máscara de traqueostomia), e o sistema de alto fluxo que fornece O_2 a fluxos superiores à demanda inspiratória total do paciente (máscara de Venturi e cânula nasal de alto fluxo).[2,4] A **Figura 12-1** apresenta os sistemas de alto e baixo fluxos de oxigenoterapia.

A cânula nasal de alto fluxo (CNAF) é um dispositivo que fornece O_2 com fluxo de 30 a 60 litros por minuto (L/min) para adultos e fração inspirada de oxigênio (FiO_2) de 0,21 a 1, diminuindo o espaço morto anatômico e, assim, o esforço respiratório. O O_2 ofertado é aquecido a 37 C° e 100% umidificado, proporcionando mais conforto ao paciente. Estudos demonstraram que a

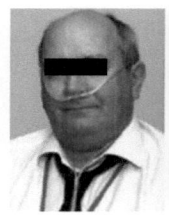

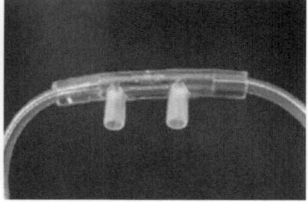

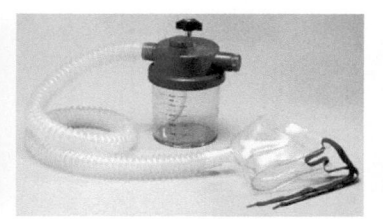

Cânula nasal

Máscara de macronebulização

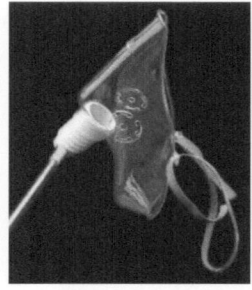

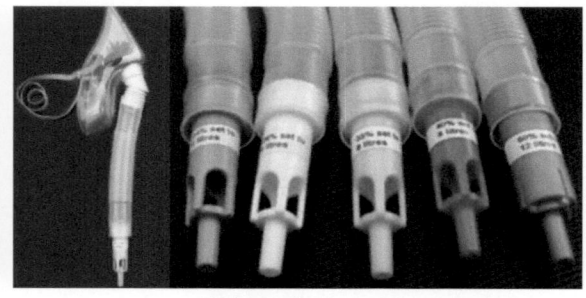

Máscara simples

Máscara de Venturi

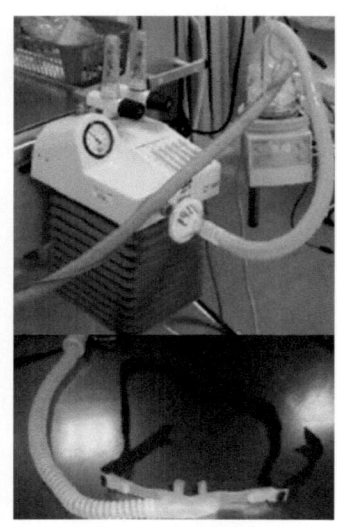

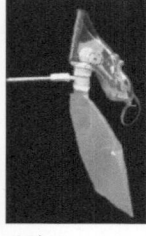

Máscara com reservatório

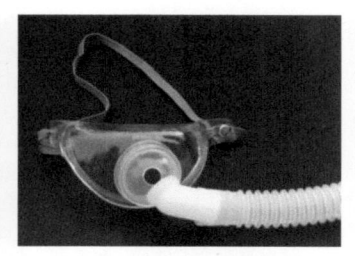

Máscara de traqueostomia

Sistema de alto fluxo (cânula nasal, gerador de fluxo e sistema de umidificação)

Fig. 12-1. Sistemas de administração de oxigênio. (Fonte: O'Driscoll et al., 2017.)[1]

CNAF foi superior à oxigenoterapia convencional na redução da gravidade da dispneia em pacientes em CP com insuficiência respiratória hipoxêmica e sem indicação de intubação.[5,6]

A forma de administração da oxigenoterapia depende de diversos fatores, dentre eles: se o paciente é respirador oral ou nasal, do fluxo necessário a ser ofertado, do grau de desconforto respiratório do paciente, da gravidade da hipoxemia e, principalmente, deve-se levar em consideração a tolerância do paciente. Devem-se atentar a patência das vias aéreas e a necessidade ou não de umidificação.

O posicionamento em supino diminui a oxigenação. Os pacientes hipoxêmicos totalmente conscientes devem ser, inicialmente, posicionados em decúbito dorsal com a cabeceira elevada a 45°-60°, se não houver contraindicações deste decúbito, ou serem posicionados o mais confortável possível.[1]

A oxigenoterapia promove benefícios, mas também pode trazer riscos ao paciente. O O_2 deve ser prescrito e monitorado adequadamente, pois a exposição do paciente a uma oferta inadequada, considerando-se o tempo e a concentração, pode causar hiperoxemia e com isso ocasionar efeitos deletérios aos sistemas respiratório, cardiovascular, metabólico, neurológico e renal.[7]

A saturação de O_2 deve ser monitorada, nas condições agudas, por oximetria de pulso (complementada por gasometria, se necessário) para atingir uma saturação periférica de oxigênio (SpO_2) alvo de 94 a 98% para a maioria dos pacientes ou 88 a 92% para aqueles com risco de hipercapnia (DPOC, obesidade mórbida, fibrose cística, deformidades da parede torácica ou doenças neuromusculares). Não há recomendação para a monitorização da SpO_2 em cuidados de final de vida, pois, isto não modificará os objetivos de cuidado e, tampouco, a evolução do processo ativo de morte, onde o que deve ser priorizado é o conforto do paciente.[1]

O termo oxigenoterapia paliativa refere-se ao *"uso de oxigênio para aliviar a sensação de dispneia persistente refratária em doenças avançadas ou doenças que ameaçam a vida, independentemente da patologia subjacente, onde todas as causas reversíveis foram ou estão sendo tratadas de maneira ideal"*.[8]

A oxigenoterapia paliativa deve ser restrita a pacientes com $SpO_2 < 90\%$ ou pacientes que não respondem às outras modalidades de tratamento e relatam significativo alívio da dispneia e da qualidade de vida com o uso do O_2 suplementar. Pacientes não hipoxêmicos devem receber opioides e tratamento não farmacológico, a exemplo do uso de ventilador portátil e das técnicas para controle da ansiedade.[1,8]

Philip *et al.* (2006)[9] demonstraram, em estudo randomizado, duplo-cego e cruzado com 51 pacientes dispneicos com câncer avançado (17 hipoxêmicos), que tanto a oferta de O_2, quanto ar comprimido por 15 minutos através de cânula nasal promovem alívio da dispneia, sem diferença significativa. Verificaram, ainda que, nos pacientes hipoxêmicos apesar da melhora da SpO_2

quando administrado O_2, não houve diferença significativa no alívio da dispneia, demonstrando ser um sintoma multifatorial complexo.

A revisão sistemática de Cranston, Crockett, Currow (2008)[10] não demonstrou um efeito superior da suplementação de O_2 em relação à oferta de ar comprimido ou ar ambiente em pacientes com dispneia em doenças avançadas. Vale ressaltar que apenas um dos quatro estudos em pacientes com câncer demonstrou melhora na dispneia com a administração de O_2. No entanto, a revisão não conseguiu identificar quais pacientes com câncer provavelmente se beneficiariam, por causa do número pequeno de participantes.

Estudos randomizados têm demonstrado que não há diferença entre o uso do O_2 ou ar comprimido para o controle da dispneia, ambos induzem a alguma sensação de alívio do sintoma, sendo sugerido que os mecanismos responsáveis por esse benefício, tanto do ar, quanto do O_2, possam ser explicados porque existem mecanorreceptores na região da face (segundo e terceiro ramos do nervo trigêmeo) e nas vias aéreas superiores que são estimulados com o fluxo aéreo, ativando o córtex cerebral e diminuindo a percepção da dispneia.[11-14]

Geralmente, a oxigenoterapia paliativa é instituída por solicitação dos pacientes e/ou familiares para alívio do sintoma angustiante e por acreditarem ser um tratamento de suporte à vida. No entanto, ela não aumenta a sobrevida em pacientes hipoxêmicos com câncer avançado, após ajuste para fatores prognósticos e comorbidade cardiopulmonar conhecidos, principalmente naqueles sem dispneia e pode levar a alguns efeitos adversos como dificuldade de comunicação e dependência psicológica.[15,16]

A oxigenoterapia deve ser diminuída até 1 L/min por cânula nasal ou máscara de Venturi 24% e descontinuada à medida que a SpO_2 permanece dentro do intervalo alvo, na ausência de benefício ao paciente ou quando as desvantagens (limitação da mobilidade, ruído, irritação da mucosa nasal e desconforto associado aos dispositivos) superam qualquer provável benefício sintomático. A SpO_2 deve ser monitorada por 5 minutos após a interrupção da oxigenoterapia, e permanecendo na meta-alvo desejada deve ser mensurada, novamente, em 1 hora. Não é recomendado monitorização em pacientes em fase de final de vida.[1]

CONSIDERAÇÕES FINAIS

A oxigenoterapia é amplamente utilizada em ambientes hospitalares e em *home care*. Entretanto, para pacientes com doenças avançadas em CP a indicação é controversa e deve ser individualizada, pois, não há evidência de redução significativa da dispneia, tanto em pacientes não hipoxêmicos, quanto nos hipoxêmicos. Estudos recentes evidenciaram que o benefício dos opioides e tratamentos não farmacológicos é mais forte do que o uso do O_2, principalmente em pacientes não hipoxêmicos. A oxigenoterapia paliativa em fase de final de vida não deve ser recomendada, pois não traz benefício, pode causar dependência psicológica e dificuldade para ser descontinuada.

REFERÊNCIAS BIBLIOGRÁFICAS
1. O'Driscoll BR, Howard LS, Earis J, Mak V, British Thoracic Society Emergency Oxygen Guideline Group, BTS Emergency Oxygen Guideline Development Group. BTS Guideline for oxygen use in adults in healthcare and emergency settings. Thorax. 2017;72(Suppl 1):ii1-ii90.
2. Kallstrom TJ. American Association for Respiratory Care (AARC). AARC Clinical Practice Guideline: oxygen therapy for adults in the acute care facility. Respir Care. 2002;47(6):717-20.
3. Campbell ML, Yarandi H, Dove-Medows E. oxygen is nonbeneficial for most patients who are near death. J Pain Symptom Manage. 2013;45(3):517-23.
4. American Association for Respiratory Care (AARC). AARC Clinical Practice Guideline: Oxygen therapy in the home or alternate site health care facility. Respir Care. 2007;52(1):1063-68.
5. Ruangsomboon O, Dorongthom T, Chakorn T, Monsomboon A, Praphruetkit N, Limsuwat C, et al. High-flow nasal cannula versus conventional oxygen therapy in relieving dyspnea in emergency palliative patients with do-not intubate status: A randomized crossover study. Ann Emerg Med. 2019; in press: 1-12.
6. Epstein AS, Hartridge-Lambert SK, Ramaker JS, Voigt LP, Portlock CS. Humidified high-flow nasal oxygen utilization in patients with cancer at Memorial Sloan-Kettering Cancer Center. J Palliat Med. 2011;14(7):835-9.
7. Beasley R, Chien J, Douglas J, Eastlake L, Farah C, King G, et al. Thoracic Society of Australia and New Zealand oxygen guidelines for acute oxygen use in adults: 'Swimming between the flags'. Respirology. 2015;20(8):1182-91.
8. Hardinge M, Annandale J, Bourne S, Cooper B, Evans A, Freeman D, et al. British Thoracic Society guidelines for home oxygen use in adults. Thorax. 2015;70 Suppl 1:i1-43.
9. Philip J, Gold M, Milner A, Di Iulio J, Miller B, Spruyt O. A randomized, double-blind, crossover trial of the effect of oxygen on dyspnea in patients with advanced cancer. J Pain Symptom Manage. 2006;32(6):541-50.
10. Cranston JM, Crockett A, Currow D. Oxygen therapy for dyspnea in adults. Cochrane Database Syst Rev. 2008(3):CD004769.
11. Swan F, Newey A, Bland M, Allgar V, Booth S, Bausewein C, et al. Airflow relieves chronic breathlessness in people with advanced disease: An exploratory systematic review and meta-analyses. Palliat Med. 2019;33(6):618-33.
12. LeBlanc TW, Abernethy AP. Building the palliative care evidence base: Lessons from a randomized controlled trial of oxygen vs. room air for refractory dyspnea. J Natl Compr Canc Netw. 2014;12(7):989-92.
13. Abernethy AP, McDonald CF, Frith PA, Clark K, Herndon JE 2nd, Marcello J, et al. Effect of palliative oxygen versus room air in relief of breathlessness in patients with refractory dyspnea: a double-blind, randomised controlled trial. Lancet. 2010;376(9743):784-93.
14. Uronis HE, Currow DC, McCrory DC, Samsa GP, Abernethy AP. Oxygen for relief of dyspnea in mildly- or non-hypoxaemic patients with cancer: a systematic review and meta-analysis. Br J Cancer. 2008;98(2):294-9.

15. Igarashi H, Fukushi M, Nago N. Oxygen use and survival in patients with advanced cancer and low oxygen saturation in home care: a preliminary retrospective cohort study. BMC Palliat Care. 2020;19(3):1-10.
16. Booth S, Wade R, Johnson M, Kite S, Swannick M, Anderson H; Expert Working Group of the Scientific Committee of the Association of Palliative Medicine. The use of oxygen in the palliation of breathlessness. A report of the expert working group of the scientific committee of the association of palliative medicine. Respir Med. 2004;98(5):66-77.

VENTILAÇÃO MECÂNICA INVASIVA E NÃO INVASIVA EM CUIDADOS PALIATIVOS

Carla Marzullo Plens

A ventilação mecânica (VM) é um suporte ventilatório que substitui total ou parcialmente a ventilação espontânea e está indicada na insuficiência respiratória aguda (IRpA) ou crônica agudizada e tem como objetivo melhorar as trocas gasosas, aumentar o volume pulmonar e reduzir o trabalho respiratório. A VM pode ser utilizada de forma não invasiva através de uma interface externa, geralmente uma máscara facial, e de forma invasiva através de um tubo endotraqueal ou cânula de traqueostomia.[1]

A IRpA é uma complicação frequente em pacientes com câncer, podendo ocorrer em 5% dos pacientes com tumores sólidos, 20% dos pacientes com neoplasias hematológicas e até 40%-50% dos pacientes submetidos a transplante de células-tronco hematopoiéticas (TCTH). As causas mais comuns são: efeito local do tumor, infiltrados pulmonares primários ou metastáticos, complicação infecciosa secundária à imunossupressão, disfunção de órgãos, fraqueza muscular respiratória decorrente da desnutrição, toxicidade pulmonar induzida por drogas e insuficiência cardíaca congestiva.[2-4]

Na literatura há o relato de que a ventilação mecânica invasiva (VMI) tem sido empregada em 44% a 69% dos pacientes oncológicos admitidos em unidade de terapia intensiva (UTI), sendo mais frequente em pacientes cirúrgicos, com neoplasias em estágios avançados, neutropênicos e/ou com choque séptico. Os fatores de risco associados à necessidade de VMI estão relacionados com a gravidade da IRpA e com o aparecimento de outras falências orgânicas.[3,5]

As taxas de mortalidade na UTI e hospitalar em pacientes com câncer variam entre 30%-77% e 30%-56%, respectivamente. Estas taxas vêm diminuindo ao longo dos anos, provavelmente, por causa dos avanços no diagnóstico, nas terapias antineoplásicas, na medicina intensiva e no uso de ventilação mecânica não invasiva (VMNI). No entanto, em pacientes que necessitam de VMI, as taxas de mortalidade na UTI e hospitalar permanecem altas, sendo superiores a 50% e 65%, respectivamente.[2,6-8]

Pacientes oncológicos com *status* funcional comprometido (Índice de Karnofsky – **Anexo 2** – < 70% ou *Performance Status do Eastern Cooperative Oncology Group* – ECOG – **Anexo 3** – de 3-4) antes da internação hospitalar e presença de comorbidades, apresentam pior sobrevida em curto e longo prazos quando submetidos à VMI.[5,9]

O processo de tomada de decisão para admissão na UTI e instituição de terapias de suporte avançado à vida, como a VMI, deve basear-se no julgamento clínico individualizado, prognóstico da doença, qualidade de vida, *status* funcional, desejos e valores do paciente, bem como evidências científicas, de forma a não privar o tratamento de manutenção à vida para aqueles com chance de sobrevivência, mas também evitar tratamentos fúteis que prolonguem o processo de morte e, consequentemente, causem sofrimento e insatisfação para pacientes, familiares e equipe multidisciplinar.[5,9,10]

A avaliação prognóstica precisa é fundamental para pacientes com câncer que necessitam de VMI, para que possa ser identificada a fase da trajetória da doença, e assim, quando indicado, possa ser tomada a decisão da transição da predominância dos tratamentos modificadores da doença para a predominância dos cuidados paliativos (CP), até o momento em que os CP sejam oferecidos exclusivamente, o que corresponde à fase final de vida do paciente. Entretanto, no momento da internação de pacientes com câncer gravemente enfermos na UTI esta avaliação prognóstica é frequentemente imprecisa, e muitos pacientes são intubados e submetidos à VMI.[11-13]

Existem alguns critérios, listados na **Tabela 13-1**, que podem ser considerados para não elegibilidade à VMI em pacientes em CP. A admissão na UTI decorrente da necessidade de VMI não deve ser recusada automaticamente em pacientes que preencham estes critérios, mas a decisão depende de uma discussão multidisciplinar, caso a caso e compartilhada com o paciente e família.[7]

Tabela 13-1. Critérios de Não Elegibilidade a Ventilação Mecânica Invasiva em Cuidados Paliativos Oncológicos

- Paciente consciente que recusa, verbalmente ou através de diretivas antecipadas de vontade por escrito
- Paciente com doença avançada, não respondendo à quimioterapia, enfrentando morte iminente e requerendo cuidados de conforto
- Paciente acamado ou gravemente dependente funcional, com prognóstico reservado
- Paciente com doença em fase de terminalidade
- Paciente pós-transplante de células-tronco hematopoiéticas (TCTH) alogênico com doença do enxerto *versus* o hospedeiro (DECH) não controlada sob tratamentos imunossupressores, apresentando prognóstico reservado
- Paciente com falência de múltiplos órgãos ou situações metastáticas específicas, como linfangite pulmonar, meningite carcinomatosa e infiltração metastática da medula óssea

Fonte: Saillard et al., 2014.[7]

A IRpA é a principal indicação para admissão de pacientes imunossuprimidos na UTI. Pacientes onco-hematológicos, quando submetidos à VMI, eram considerados com maior risco de mortalidade comparados aos pacientes com tumores sólidos. Atualmente, as taxas de mortalidade são semelhantes em pacientes onco-hematológicos (48% a 85%) e oncológicos (48% a 85%) que necessitam de VMI.[8,14]

Estudos têm demonstrado que o uso da VMNI de primeira linha e precoce em pacientes imunossuprimidos com IRpA pode evitar a intubação e melhorar as taxas de sobrevida nesta população. No entanto, a falha da VMNI com necessidade de VMI de segunda linha foi associada a altas taxas de mortalidade em pacientes com malignidades hematológicas ou sólidas. A síndrome do desconforto respiratório agudo (SDRA) foi um dos principais fatores de falha da VMNI.[15-22]

Depuydt et al. (2010)[23] demonstraram, após o ajuste para a gravidade da doença e disfunções orgânicas, que as taxas de mortalidade na UTI foram semelhantes entre os pacientes em IRpA com neoplasias malignas apoiadas, inicialmente, tanto com VMNI quanto com VMI (71% e 63%, respectivamente), o que pode ser explicado por uma alta taxa de falha da VMNI (75%). A estratégia ventilatória inicial não foi associada a melhores resultados.[23]

Sabendo que a falha na VMNI em pacientes com câncer é frequente e associada ao aumento da mortalidade, é necessário cuidado na sua recomendação como estratégia inicial de suporte ventilatório. A identificação precoce de pacientes em que a VMNI seria indicada é tão importante quanto o reconhecimento precoce dos fatores de risco para falha da VMNI.[24,25]

Os fatores de risco para falha da VMNI em pacientes com câncer estão descritos na **Tabela 13-2**.[24]

Tabela 13-2. Fatores de Risco para Falha da Ventilação Mecânica Não Invasiva (VMNI) em Pacientes com Câncer e Insuficiência Respiratória Aguda (IRpA)

Antes da VMNI	Durante a VMNI
Necessidade de drogas vasopressoras	Paciente que não tolera
Falência de múltiplos órgãos	Nenhuma melhora clínica e gasométrica dentro de 6 horas
Envolvimento das vias aéreas por malignidade	Frequência respiratória > 30 ipm
Síndrome do desconforto respiratório agudo (SDRA)	Dependência da VMNI por tempo ≥ 3 dias
Etiologia desconhecida da IRpA	Etiologia desconhecida da IRpA
Início tardio da IRpA	Deterioração clínica ou respiratória

ipm, incursões por minuto.
Fonte: Soares, Salluh, Azoulay, 2010.[24]

De acordo com as Diretrizes da European Respiratory Society (ERS) e da American Thoracic Society (ATS), a VMNI precoce é recomendada para pacientes imunossuprimidos com IRpA leve à moderada, porém, fazem-se necessárias a avaliação criteriosa para a indicação da VMNI e a monitorização constante para a identificação precoce dos fatores de risco de falha, e com isso não se postergar a introdução da VMI, quando necessária.[26]

A VMNI é bem estabelecida na exacerbação da doença pulmonar obstrutiva crônica (DPOC), edema agudo pulmonar (EAP) cardiogênico, e em pacientes imunossuprimidos com IRpA leve à moderada. Entretanto, seu uso nos pacientes em CP, quando a decisão é de não realizar tratamento de suporte à vida, é controverso. Alguns autores apoiam o uso da VMNI paliativa como medida de conforto no manejo da dispneia, enquanto outros não recomendam, considerando ser um tratamento que pode causar prolongamento do sofrimento e do processo de morte.[27-29]

Azoulay *et al.* (2013)[30] realizaram um estudo observacional do uso da VMNI em pacientes admitidos em UTIs e constataram que tanto pacientes em fase de tratamento modificador da doença, quanto pacientes em CP exclusivos tinham a mesma qualidade de vida se sobrevivessem até o 90º dia, indicando que a VMNI prolongou a vida, em vez de apenas prolongar o processo de morrer. Além disso, o uso da VMNI em pacientes com decisões de não realizar a intubação orotraqueal não foi associado ao aumento dos sintomas de ansiedade, depressão ou estresse entre familiares.[30]

Nava *et al.* (2013)[31] realizaram um ensaio clínico randomizado em pacientes com câncer avançado e compararam a eficácia da VMNI *versus* uso do oxigênio suplementar na redução da dispneia. O estudo demonstrou uma redução mais significativa da dispneia no grupo que utilizou a VMNI, especialmente, no subgrupo de pacientes com hipercapnia. Além disto, mostraram que a VMNI contribuiu para a redução da dose de morfina necessária para amenizar a dispneia, que culminou em uma melhor função cognitiva dos pacientes.[31]

Existem algumas situações específicas em que a VMNI não deve ser usada nos pacientes em CP e estão descritas na **Tabela 13-3**.[28]

Tabela 13-3. Situações Específicas em Cuidados Paliativos em que a Ventilação Mecânica Não Invasiva (VMNI) Não Deve Ser Usada

- Quando o paciente tem algum tipo de deformidade ou lesão facial que não permite um ajuste confortável da máscara
- Quando a VMNI falha em aliviar a dispneia, deve ser removida
- Quando o paciente rebaixa nível de consciência, seria mais digno interromper a VMNI
- Quando o paciente apresenta secreção excessiva
- Quando o paciente deseja se comunicar com os entes queridos, a VMNI pode ser inadequada se interferir na comunicação

Fonte: Davies, 2019.[28]

As Diretrizes da ERS/ATS (2017) sugerem oferecer VMNI a pacientes dispneicos para paliação no cenário de câncer terminal ou outras condições terminais, quando for eficaz na melhora da dispneia, sem causar outras consequências, como, desconforto pela máscara ou distanásia.[26]

Os possíveis benefícios para o uso da VMNI paliativa são a possibilidade de manter a cognição, a comunicação e de proporcionar tempo adicional para que os pacientes possam receber visitas de entes queridos e/ou possam cuidar de alguns assuntos pessoais antes da morte. Entretanto, a persistência irracional da VMNI, também, pode atrasar indevidamente o processo de morte, o que reforça a necessidade, antes de qualquer tentativa de suporte ventilatório, de estabelecer critérios claros e objetivos para sua indicação, a fim de evitar tratamento fútil. Outro aspecto de grande relevância clínica é a percepção da ausência de benefícios após a introdução da VMNI, ou seja, quando os objetivos do tratamento não puderam ser alcançados. Nesta circunstância, a retirada da VMNI é eticamente justificada com o aprimoramento subsequente de outros meios de medidas de conforto para o controle dos sintomas.[27]

CONSIDERAÇÕES FINAIS

No cenário dos CP, o controle de sintomas para alívio de sofrimento e melhora da qualidade de vida são estabelecidos desde o diagnóstico, fase de terminalidade da doença, até a fase final de vida e nesta trajetória existem condições clínicas distintas, como: pacientes com indicação de VMI ou VMNI para suporte de vida; pacientes que expressam o desejo de não serem submetidos à VMI, mas desejam receber VMNI com objetivo de sobreviver a hospitalização; e pacientes que buscam conforto e alívio dos sintomas no processo ativo de morte, e a sobrevivência não é uma meta, mas expressam o desejo de prolongar suas vidas por algumas horas, mantendo a cognição e a comunicação, enquanto aguardam parentes ou finalizam pendências do ponto de vista social.

Os princípios dos CP em fase de terminalidade da doença não são diferentes em pacientes com câncer e pacientes críticos sem doença maligna subjacente. A intensidade da dispneia piora, à medida que a morte se aproxima, e os pacientes e seus familiares esperam alívio desse sintoma angustiante. No entanto, o desejo do paciente, a falência irreversível progressiva de vários órgãos, ou o rápido progresso da doença oncológica sem outras opções de tratamento modificador devem ser considerados na tomada de decisão para o uso de suporte ventilatório invasivo ou não invasivo.

REFERÊNCIAS BIBLIOGRÁFICAS

1. Associação de Medicina Intensiva Brasileira (AMIB), Sociedade Brasileira de Pneumologia e Tisiologia (SBPT). Diretrizes Brasileiras de Ventilação Mecânica 2013. Versão eletrônica oficial. [acesso em 20 fev 2020]. Disponível em: https://www.amib.org.br/fileadmin/user_upload/amib/2018/junho/15/

Diretrizes_Brasileiras_de_Ventilacao_Mecanica_2013_AMIB_SBPT_Arquivo_Eletronico_Oficial.pdf
2. Martos-Benítez FD, Gutiérrez-Noyola A, Badal M, Dietrich NA. Risk factors and outcomes of acute respiratory failure requiring invasive mechanical ventilation in cancer patients: A retrospective cohort study. Med Intensiva. 2018;42(6):354-62.
3. Lemiale V, Lambert J, Canet E, Mokart D, Pène F, Rabbat A, et al. Identifying cancer subjects with acute respiratory failure at high risk for intubation and mechanical ventilation. Respir Care. 2014;59(10):1517-23.
4. Azoulay E, Schlemmer B. Diagnostic strategy in cancer patients with acute respiratory failure. Intensive Care Med. 2006;32(6):808-22.
5. Soares M, Depuydt PO, Salluh JIF. Mechanical ventilation in cancer patients: clinical characteristics and outcomes. Crit Care Clin. 2010;26:41-58.
6. Soares M, Caruso P, Silva E, Teles JM, Lobo SM, Friedman G, et al. Characteristics and outcomes of patients with cancer requiring admission to intensive care units: a prospective multicenter study. Crit Care Med. 2010;38(1):9-15.
7. Saillard C, Mokart D, Lemiale V, Azoulay E. Mechanical ventilation in cancer patients. Minerva Anestesiol. 2014;80(6):712-25.
8. Azoulay E, Alberti C, Bornstain C, Leleu G, Moreau D, Recher C, et al. Improved survival in cancer patients requiring mechanical ventilatory support: impact of noninvasive mechanical ventilatory support. Crit Care Med. 2001;29(3):519-25.
9. Keng LT, Chung KP, Lin SY, Liang SK, Cheng JC, Chen IC, et al. Significant clinical factors associated with long-term mortality in critical cancer patients requiring prolonged mechanical ventilation. Sci Rep. 2017;7(2148):1-8.
10. Azoulay E, Soares M, Darmon M, Benoit D, Pastores S, Afessa B. Intensive care of the cancer patient: recent achievements and remaining challenges. Ann Intensive Care. 2011;1(1):1-13.
11. Kiehl MG, Beutel G, Böll B, Buchheidt D, Forkert R, Fuhrmann V, et al. Consensus statement for cancer patients requiring intensive care Support. Ann Hematol. 2018;97(7):1271-82.
12. Truog RD, Campbell ML, Curtis JR, Haas CE, Luce JM, Rubenfeld GD, et al. Recommendations for end-of-life care in the intensive care unit: a consensus statement by the American College of Critical Care Medicine. Crit Care Med. 2008;36(3):953-63.
13. Thiéry G, Azoulay E, Darmon M, Ciroldi M, De Miranda S, Lévy V, et al. Outcome of cancer patients considered for intensive care unit admission: a hospital-wide prospective study. J Clin Oncol. 2005;23(19):4406-13.
14. Soares M, Salluh JI, Spector N, Rocco JR. Characteristics and outcomes of cancer patients requiring mechanical ventilatory support for >24 hrs. Crit Care Med. 2005;33:520-6.
15. Neuschwander A, Lemiale V, Darmon M, Pène F, Kouatchet A, Perez P, et al. Noninvasive ventilation during acute respiratory distress syndrome in patients with cancer: trends in use and outcome. J Crit Care. 2017;38:295-99.
16. Amado-Rodríguez L, Bernal T, López-Alonso I, Blázquez-Prieto J, García-Prieto E, Albaiceta GM. Impact of initial ventilatory strategy in hematological patients with acute respiratory failure: A Systematic Review and Meta-Analysis. Crit Care Med. 2016;44(7):1406-13.

17. Gristina GR, Antonelli M, Conti G, Ciarlone A, Rogante S, Rossi C, et al. Noninvasive versus invasive ventilation for acute respiratory failure in patients with hematologic malignancies: a 5-year multicenter observational survey. Crit Care Med. 2011;39:2232-39.
18. Adda M, Coquet I, Darmon M, Thiery G, Schlemmer B, Azoulay E. Predictors of noninvasive ventilation failure in patients with hematologic malignancy and acute respiratory failure. Crit Care Med. 2008;36(10):2766-72.
19. Demoule A, Girou E, Richard JC, Taille S, Brochard L. Benefits and risks of success or failure of noninvasive ventilation. Intensive Care Med. 2006;32(11):1756-65.
20. Azoulay É, Thiéry G, Chevret S, Moreau D, Darmon M, Bergeron A, et al. The prognosis of acute respiratory failure in critically ill cancer patients. Medicine. 2004;83(6):360-70.
21. Hilbert G, Gruson D, Vargas F, Valentino R, Gbikpi-Benissan G, Dupon M, et al. Noninvasive ventilation in immunosuppressed patients with pulmonary infiltrates, fever, and acute respiratory failure. N Engl J Med. 2001;344(7):481-87.
22. Antonelli M, Conti G, Moro ML, Esquinas A, Gonzalez-Diaz G, Confalonieri M, et al. Predictors of failure of noninvasive positive pressure ventilation in patients with acute hypoxemic respiratory failure: A multi-center study. Intensive Care Med. 2001;27(11):1718-28.
23. Depuydt PO, Benoit DD, Roosens CD, Offner FC, Noens LA, Decruyenaere JM. The impact of the initial ventilatory strategy on survival in hematological patients with acute hypoxemic respiratory failure. J Crit Care. 2010;25:30-6.
24. Soares M, Salluh JIF, Azoulay E. Noninvasive ventilation in patients with malignancies and hypoxemic acute respiratory failure: A still pending question. J Crit Care. 2010;25:37-38.
25. British Thoracic Society Standards of Care Committee. Non-invasive ventilation in acute respiratory failure. Thorax. 2002;57(3):192-211.
26. Rochwerg B, Brochard L, Elliott MW, Hess D, Hill NS, Nava S, et al. Official ERS/ATS clinical practice guidelines: noninvasive ventilation for acute respiratory failure. Eur Respir J. 2017 Aug 31;50(2):1602426.
27. Tripodoro VA, Rabec CA, De Vito EL. Withdrawing noninvasive ventilation at end-of-life care: is there a right time? Curr Opin Support Palliat Care. 2019;13:1-7.
28. Davies JD. Noninvasive respiratory support at the end of life. Respir Care. 2019;64(6):701-11.
29. Wilson ME, Majzoub AM, Dobler CC, Curtis JR, Nayfeh T, Thorsteinsdottir B, et al. Noninvasive ventilation in patients with do-not intubate and comfort-measures-only orders: a systematic review and meta-analysis. Crit Care Med. 2018;46(8):1209-16.
30. Azoulay E, Kouatchet A, Jaber S, Lambert J, Meziani F, Schmidt M, et al. Noninvasive mechanical ventilation in patients having declined tracheal intubation. Intensive Care Med. 2013;39(2):292-301.
31. Nava S, Ferrer M, Esquinas A, Scala R, Groff P, Cosentini R, et al. Palliative use of non-invasive ventilation in end-of-life patients with solid tumours: a randomised feasibility trial. Lancet Oncol. 2013;14:219–27.

EXTUBAÇÃO PALIATIVA

Carla Marzullo Plens

Nas últimas décadas, os avanços tecnológicos no suporte avançado de vida na Unidade de Terapia Intensiva (UTI) têm possibilitado a recuperação de muitos pacientes críticos, porém, pacientes com doenças avançadas em fase final de vida quando admitidos na UTI, frequentemente, são submetidos a tratamentos relacionados com o prolongamento da vida, que são considerados fúteis e que postergam o processo de morte.[1,2]

Tratamento fútil na área da saúde é definido como o procedimento terapêutico ineficaz e que não traz benefícios para o paciente. Pacientes admitidos em UTI podem apresentar agravamento irreversível de sua condição clínica aguda ou crônica, que levará à morte. A equipe multiprofissional deve avaliar, diariamente, a evolução clínica dos pacientes para redefinir os objetivos dos tratamentos e priorizar os cuidados paliativos (CP) de final de vida, quando os tratamentos não mais proporcionarem benefícios.[3,4]

Na assistência de qualidade no final de vida, a comunicação é fundamental, deve ser clara e empática, abordar prognóstico e o processo de morte, e facilitar a decisão compartilhada entre a equipe multiprofissional da UTI, a equipe de CP (quando houver), paciente (quando possível) e familiares em relação às intervenções que prolongam a vida e não devem ser iniciadas, ou, devem ser descontinuadas, visando a diminuir o sofrimento e oferecer uma morte digna.[2,4-6]

O conceito de morrer com dignidade consiste na assistência multiprofissional humanizada de acordo com princípios éticos, preferências e valores de pacientes e familiares, onde alguns tratamentos não serão realizados, porém, os cuidados de conforto serão priorizados e intensificados, conforme a morte se aproxima. Morrer dignamente não significa a realização de intervenções que causam a morte, mas o reconhecimento à dignidade humana, sua autonomia de ter uma morte natural, sem o prolongamento do sofrimento decorrente de tratamento fútil.[2,7]

No Brasil, a eutanásia (abreviação da vida com uma morte, sem dor ou sofrimento do paciente diante de situação incurável) não é legalizada. Entretanto existem algumas leis federais e resoluções de Conselhos Federais que respaldam a ortotanásia (morte natural, sem abreviar ou prolongar) e refutam a distanásia (prolongamento da vida do paciente com doença em fase de terminalidade submetendo-o a grandes sofrimentos). A Constituição Federativa do Brasil declara que a dignidade humana é direito fundamental, e ninguém deverá ser submetido à tortura, tampouco a tratamento desumano ou degradante.[7,8]

O Conselho Federal de Medicina (CFM) estabelece duas normativas autorizando a não realização ou a descontinuação de tratamentos fúteis em doenças incuráveis e terminais, respeitando a vontade expressa do paciente ou, na sua impossibilidade, a de seu representante legal; uma é o Código de Ética do CFM que veta ao médico empreender ações diagnósticas ou terapêuticas inúteis, enquanto a outra é a Resolução número (nº) 1.805/2006 que apoia a suspensão de tratamentos fúteis que prolonguem a vida e garante o CP.[9,10]

A Portaria CFM nº 1.995/2012 dispõe sobre a diretiva antecipada de vontade que é um documento legal e ético em que a pessoa faz suas próprias escolhas de tratamento, e, por ocasião da incapacidade de comunicação durante o processo de terminalidade da doença, as preferências quanto a receber ou recusar determinados tratamentos são respeitadas pelos profissionais de saúde.[11]

O Estado de São Paulo (SP) publicou a Lei nº 10.241/1999, dos Direitos dos Usuários dos Serviços de Saúde do Estado de São Paulo (SP), conhecida como "Lei Mário Covas", que estabelece ser direito do usuário de saúde do Estado de SP recusar a tratamentos dolorosos ou extraordinários para tentar prolongar a vida; e optar pelo local de morte.[12]

A ventilação mecânica invasiva (VMI) é a forma mais comum de suporte avançado de vida, sendo realizada em 40%-73% dos pacientes em fase de final de vida com insuficiência respiratória aguda, muitas vezes por falha na comunicação sobre os objetivos do cuidado e/ou falta de uma diretiva antecipada de vontade, quando estes pacientes são admitidos em pronto-socorro ou na UTI. A VMI é, geralmente, o último tratamento fútil a ser descontinuado por ser um forte fator determinante da morte.[1,5,13]

Alliprandini *et al.* (2019)[3] estudaram 253 pacientes admitidos e acompanhados até a alta em cinco UTIs brasileiras, e observaram que um terço dos pacientes que morreram na UTI preenchiam critérios de elegibilidade para CP de final de vida. Destes pacientes, apenas em 15% o CP foi realizado adequadamente, e a extubação paliativa (EP) não foi efetuada em qualquer paciente.

A EP, também chamada de extubação compassiva ou extubação terminal, é definida como a retirada da VMI, em situações clínicas irreversíveis que causam sofrimento, quando a prioridade do cuidado é proporcionar conforto e permitir a morte digna e natural. A sobrevida estimada dos pacientes após EP, geralmente, é de minutos, horas ou dias.[1,14,15]

ESTRATÉGIAS DE EXTUBAÇÃO PALIATIVA

Existem dois métodos mais utilizados para a EP: o desmame terminal e a extubação imediata. No Brasil, a extubação imediata raramente é usada, enquanto o desmame terminal é mais aceito e empregado com mais frequência.[15-17]

- **Desmame terminal:** o desmame terminal rápido consiste na diminuição sequencial dos parâmetros ventilatórios para valores mínimos (FiO$_2$ 21%, PEEP 5 cmH$_2$O, PS 7 cmH$_2$O), geralmente em 10 a 60 minutos, seguida ou não da remoção do tubo orotraqueal (TOT).

  O desmame terminal prolongado, com a diminuição gradual lenta dos parâmetros ventilatórios, não é recomendado por causar prolongamento do processo de morte e consequente sofrimento de pacientes e familiares. Portanto, pode ser indicado apenas quando houver a necessidade de maior tempo para controlar a dor e dispneia através da titulação de medicamentos.[16,18,19]

- **Extubação imediata:** a extubação imediata consiste na remoção do TOT, sem qualquer diminuição prévia dos parâmetros ventilatórios. A extubação imediata comparada ao desmame terminal está associada a uma maior incidência de sintomas, como obstrução das vias aéreas, dificuldade respiratória e dor.[20]

A escolha do método pode ser influenciada pelas circunstâncias clínicas, pela experiência dos profissionais e preferências do paciente (quando possível) e familiares/representante legal. A remoção do TOT na maioria das vezes é realizada, quando o volume das secreções pulmonares é pequeno, sem presença de hemoptise e o paciente está em condições de conforto. Independentemente do método, a avaliação frequente dos sintomas do paciente antes e após a EP é obrigatória, e as doses de opioides e/ou benzodiazepínicos devem ser ajustadas para proporcionar conforto ao paciente.[14,19]

PROCESSO DE EXTUBAÇÃO PALIATIVA

Existem alguns fatores que podem influenciar o processo de EP, são eles:[5]

- Comunicação adequada, clara e empática é fundamental em todas as etapas do processo.
- Esclarecimento de questões éticas no que diz respeito à diferença entre eutanásia e a EP (ortotanásia).
- Reconhecimento do processo de morte pela equipe multiprofissional, pacientes e familiares.
- Elaboração de um plano de cuidado avançado e/ou uma diretiva antecipada de vontade.
- Decisão compartilhada com base em considerações técnicas, experiência da equipe e os valores e desejos de paciente e familiares.

- Desenvolvimento e treinamento do protocolo.
- Controle de sintomas antes, durante e após a EP.
- Apoio emocional a familiares e profissionais envolvidos.

A EP é uma questão polêmica e envolve complexas implicações técnicas, éticas, culturais, emocionais, morais e científicas, que dificultam muitas vezes sua realização. O processo de EP é geralmente estabelecido por cuidados antes, durante e após o procedimento de retirada da VMI. Todas as etapas do processo devem ser conduzidas adequadamente para evitar desconforto respiratório ao paciente, ansiedade e estresse aos familiares e garantir uma assistência humanizada e de qualidade nesta fase do CP.[1,16,18,21,22]

ETAPAS PARA EXTUBAÇÃO PALIATIVA
Preparo e Cuidados Antes do Procedimento de EP

- Reunir equipe multiprofissional para discutir o prognóstico do paciente, estabelecer a fase final de vida, garantir que todos estejam de acordo com a estratégia a ser adotada e, se necessário, abordar o desconforto de algum membro da equipe, esclarecendo que o procedimento não é eutanásia.
- Reunir com paciente (se consciente e orientado) e familiar para informar sobre a progressão da doença e indicação da EP, os sintomas que poderão surgir após, como agitação, estridor laríngeo, hipersecreção, dispneia e que serão controlados, garantindo o conforto, além disto, cabe informar, também, o tempo de sobrevida estimado.
- Agendar a data e hora da extubação com todos os profissionais envolvidos e informar aos familiares, quando houver consenso claro sobre a decisão de EP, para que possam ter tempo para se preparar devidamente.
- Administrar medicamentos para controle dos sintomas: dispneia, dor, agitação, hipersecreção e estridor laríngeo, proporcionando conforto. Manter acesso vascular para administração dos medicamentos.
- Avaliar procedimentos que devem ser suspensos, como: alarmes, monitores, sondas, cateteres, diálise, hidratação e nutrição enteral, drogas vasopressoras, antiarrítmicas, bloqueio neuromuscular, desfibrilador implantável, coleta de exames, ou outros aparatos assistenciais.
- Proporcionar a liberação das visitas familiares, sem restrições, e com maior flexibilidade de tempo.
- Evoluir e documentar em prontuário a tomada de decisão compartilhada e apontar as informações acerca de medidas fúteis que serão evitadas e devem ser reforçadas a todos os profissionais (por exemplo: ressuscitação cardiopulmonar, antibióticos, drogas vasoativas).

Cuidados Durante o Procedimento de EP

- O ambiente à beira do leito deve ser tranquilo, com acessibilidade para familiares, e os monitores e alarmes devem ser desligados, sempre que possível.
- Convidar os membros da família a estarem presentes, se desejarem, durante a extubação, e permitir prática espiritual ou religiosa que faça parte das crenças do paciente e /ou da família.
- Posicionar adequadamente o paciente com cabeceira elevada a 30 – 45°.
- Avaliar o conforto do paciente e se necessário deverá ser ajustada novamente a dose de medicamentos para o alívio dos sintomas, minutos antes ao procedimento.
- Realizar a EP através da extubação imediata ou desmame terminal, de acordo com avaliação individual da condição clínica e desejos expressos do paciente e/ou familiares.
- Retirar o TOT apenas em condições de conforto.
- Não é recomendado oxigenoterapia ou ventilação não invasiva após a retirada do TOT.
- No caso de paciente com traqueostomia, são recomendadas a retirada da VMI e a manutenção da via aérea artificial e umidificação com ar comprimido.

Cuidados Após o Procedimento de EP

- A avaliação contínua de sintomas é fundamental para garantir conforto.
- O fisioterapeuta e outros profissionais (médico, enfermeiro, psicólogo, assistente social, capelão) devem permanecer próximo ao paciente e à família.
- Avaliar o grau de desconforto respiratório, dor e agitação para ajuste de medicamentos e, se necessário, introduzir a sedação paliativa.
- Orientar a família sobre a possibilidade de presença de episódios de respiração ruidosa ou anormal (evitar o termo agônica) e informar que medidas sempre serão tomadas para tratar.
- Avaliar presença de estridor laríngeo ou "sororoca" e administrar medicamentos.
- Caso o paciente tenha expectativa de vida por tempo mais longo (horas ou poucos dias) e a família declare o desejo de permanecer com seu ente querido em privacidade, por maior tempo e mais próximo, ele pode ser transferido da UTI para um quarto privativo.
- A família deve receber apoio psicológico, social e espiritual, durante todo o processo, inclusive no momento de luto.
- A EP pode trazer demandas emocionais aos profissionais da equipe, e reuniões após o procedimento são recomendadas para identificar a necessidade de apoio emocional.

- Evoluir em prontuário informações de todas as etapas do processo de EP, incluindo a progressão do paciente, imediatamente, após a extubação até a morte.

A maioria dos pacientes morre entre uma hora a 24 horas após a EP, mas alguns pacientes podem sobreviver dias ou semanas. Alguns parâmetros clínicos foram associados à sobrevida menor que 60 minutos após a EP: pH 7,32 ou menor, frequência respiratória ≤ 10 respirações por minuto, pressão arterial sistólica < 84 mmHg, PEEP > 10 cmH$_2$O, pico de pressão inspiratória > 35 cmH$_2$O, FiO$_2$ > 70%, uso de vasopressores e falência múltipla de órgãos. Estes dados auxiliam a equipe multiprofissional a orientar os familiares quanto à estimativa de sobrevida após a EP.[6,13,23,24]

O conforto de pacientes e familiares é essencial no processo de EP. Alguns pacientes com doença avançada em fase de final de vida estão acordados e conscientes, mas a maioria apresenta comprometimento cognitivo, e alguns estão em coma e não são capazes de expressar seu desconforto, o autorrelato fica prejudicado, sendo necessários outros métodos para avaliação de sintomas. Alguns estudos sugerem a escala observacional de dispneia (**Anexo 13**), ainda não traduzida para a língua portuguesa.[25]

Existem poucos protocolos de EP descritos na literatura, na **Figura 14-1** descrevemos o fluxograma proposto por Kompanje *et al.* (2008),[22] em que muitas UTIs se baseiam para a elaboração do protocolo próprio de EP.

CONSIDERAÇÕES FINAIS

A decisão de suspender o suporte de vida nos CP na fase de final de vida e possibilitar que o paciente tenha uma morte natural e digna é uma conduta ética e compassiva e deve basear-se na irreversibilidade da condição clínica e nos valores e desejos dos pacientes e familiares. A VMI frequentemente é a última intervenção a ser interrompida por ser cercada de paradigmas éticos, morais e culturais. O processo de EP requer boa comunicação e adequada condução de todas as etapas do protocolo, pois a retirada da VMI pode ser rápida, porém os cuidados antes e após podem levar mais tempo e são essenciais para evitar desconforto e sofrimento a pacientes e familiares. A equipe multiprofissional tem um papel fundamental neste contexto.

```
                    ┌─ O paciente está desperto? ─┐
                    │                              │
                   Não                            Sim
                    │                              │
                    ▼                              ▼
        ┌───────────────────────┐    ┌───────────────────────┐
        │ Informar os familiares│    │ Informar o paciente e │
        │  sobre o processo de  │    │  familiares sobre o   │
        │   EP e tomada de      │    │   processo de EP e    │
        │ decisão compartilhada │    │ tomada de decisão     │
        │                       │    │    compartilhada      │
        └───────────────────────┘    └───────────────────────┘
```

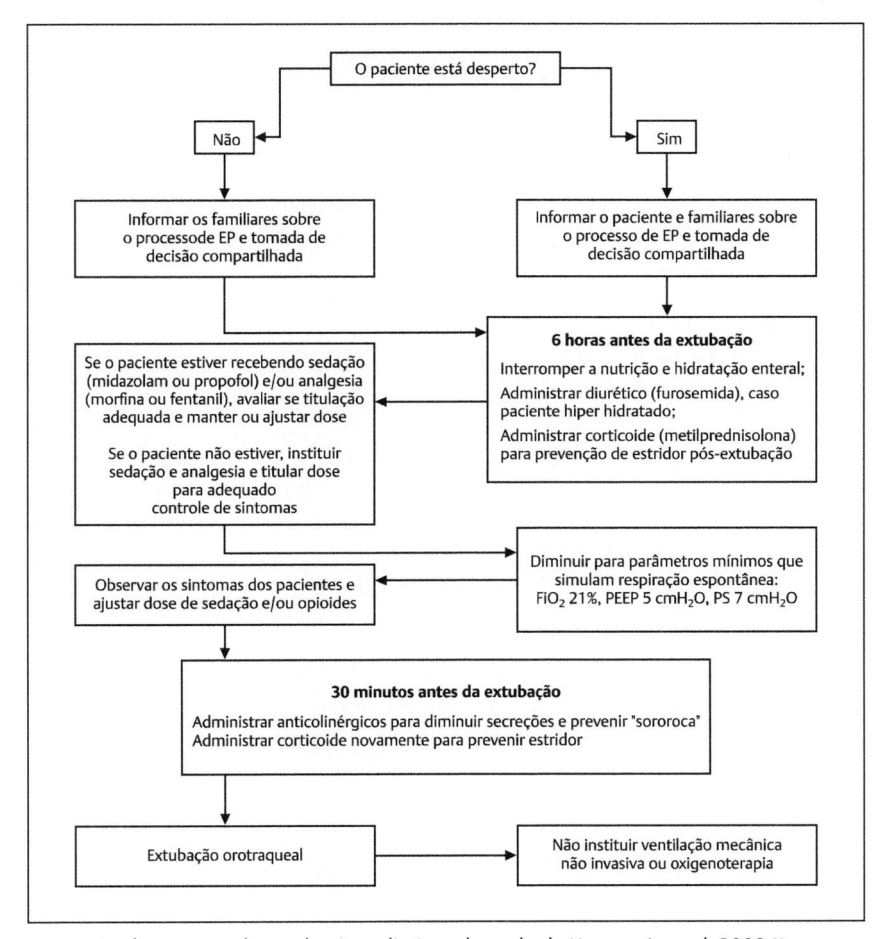

6 horas antes da extubação
Interromper a nutrição e hidratação enteral;
Administrar diurético (furosemida), caso paciente hiper hidratado;
Administrar corticoide (metilprednisolona) para prevenção de estridor pós-extubação

Se o paciente estiver recebendo sedação (midazolam ou propofol) e/ou analgesia (morfina ou fentanil), avaliar se titulação adequada e manter ou ajustar dose

Se o paciente não estiver, instituir sedação e analgesia e titular dose para adequado controle de sintomas

Diminuir para parâmetros mínimos que simulam respiração espontânea: FiO_2 21%, PEEP 5 cmH_2O, PS 7 cmH_2O

Observar os sintomas dos pacientes e ajustar dose de sedação e/ou opioides

30 minutos antes da extubação
Administrar anticolinérgicos para diminuir secreções e prevenir "sororoca"
Administrar corticoide novamente para prevenir estridor

Extubação orotraqueal → Não instituir ventilação mecânica não invasiva ou oxigenoterapia

Fig. 14-1. Fluxograma da extubação paliativa adaptado de Kompanje et al.,2008.[22]
EP, extubação paliativa; FiO_2, fração inspirada de oxigênio; PEEP, pressão positiva expiratória final; PS, pressão de suporte.

REFERÊNCIAS BIBLIOGRÁFICAS
1. Coradazzi AL, Inhaia CL, Santana MT, Sala AD, Ricardo CP, Suadicani CO, et al. Palliative withdrawal ventilation: why, when and how to do it? Hosp Pal Med Int Jnl. 2019;3(1):10-14.
2. Cook D, Rocker G. Dying with dignity in the intensive care unit. N Engl J Med. 2014;370:2506-14.

3. Alliprandini M, Ferrandin A, Fernandes A, Belim M, Jorge M, Colombo B, et al. End-of-life management in intensive care units: a multicentre observational prospective cohort study. Anaesthesiol Intensive Ther. 2019;51(5):348-56.
4. Coelho CBT, Yankaskas JR. New concepts in palliative care in the intensive care unit. Rev Bras Ter Intensiva. 2017;29(2):222-30.
5. Silva JM, Carvalho RT. Invasive mechanical ventilation: Concerns over terminal extubation. Eur J Palliat Care. 2017;24(3):110-13.
6. Long AC, Muni S, Treece PD, Engelberg RA, Nielsen EL, Fitzpatrick AL, et al. Time to death after terminal withdrawal of mechanical ventilation: Specific respiratory and physiologic parameters may inform physician predictions. J Palliat Med. 2015;18(12):1040-47.
7. Rabelo CG, Castelli T. Direito de morrer com dignidade: proteção à luz do direito internacional e nacional. RIDH. 2016;4(2):161-182.
8. Brasil. Constituição da República Federativa do Brasil de 1988. Brasília, DF: Presidência da República. [acesso em 02 fev 2020]. Disponível em: http://www.planalto.gov.br/ccivil_03/constituicao/constituicao.htm
9. Conselho Federal de Medicina (CFM). Resolução CFM nº 1.931, de 24 de setembro de 2009, Seção I, p. 90. Brasília: DOU; 2009.
10. Conselho Federal de Medicina (CFM). Resolução CFM nº 1.805, de 28 de novembro de 2006, Seção I, pg. 169. Brasília: DOU; 2006.
11. Conselho Federal de Medicina (CFM). Portaria CFM nº 1.995, de 31 de agosto de 2012, Seção I, pg. 269-70. Brasília: DOU; 2012.
12. São Paulo (SP). Lei nº 10.241, de 17 de março de 1999. Dispõe sobre os direitos dos usuários dos serviços e das ações de saúde no Estado São Paulo: DOU; 1999.
13. Cooke CR, Hotchkin DL, Engelberg RA, Rubinson L, Curtis JR. Predictors of time to death after terminal withdrawal of mechanical ventilation in the ICU. Chest. 2010;138(2):289-97.
14. Quill TE, Periyakoil VS, Denney-Koelsch EM, White P, Zhukovsky D. Primer of Palliative Care. 7th ed. AAHPM; 2019. p. 223-7.
15. Billings JA. Humane terminal extubation reconsidered: The role for preemptive analgesia and sedation. Crit Care Med. 2012;40(2):625-30.
16. Truog RD, Campbell ML, Curtis JR, Haas CE, Luce JM, Rubenfeld GD, et al. Recommendations for end-of-life care in the intensive care unit: A consensus statement by the American College of Critical Care Medicine. Crit Care Med. 2008;36(3):953-963.
17. Yaguchi A, Truog RD, Curtis JR, Luce JM, Levy MM, Mélot C, et al. International differences in end-of-life attitudes in the intensive care unit: results of a survey. Arch Intern Med. 2005;165(17):1970-5.
18. Rubenfeld GD. Principles and practice of withdrawing life-sustaining treatment. Crit Care Clin. 2004;20:435-51.
19. Brody H, Campbell ML, Faber-Langendoen K, Ogle KS. Withdrawing intensive life-sustaining treatment: recommendations for compassionate clinical management. N Engl J Med. 1997;336:652-7.
20. Robert R, Le Gouge A, Kentish-Barnes N, Cottereau A, Giraudeau B, Adda M, et al. Terminal weaning or immediate extubation for withdrawing mechanical ventilation in critically ill patients (the ARREVE observational study). Intensive Care Med. 2017;43(12):1793-807.

21. Alveno DA, Antunes BO. Cuidados Paliativos. In: Cunha TMN, Lucato JJJ (Eds.). Guia prático de fisioterapia e cuidados paliativos no ambiente hospitalar. São Paulo: Ed. Atheneu; 2018. p. 299-341.
22. Kompanje EJO, van der Hoven B, Bakker J. Anticipation of distress after discontinuation of mechanical ventilation in the ICU at the end of life. Intensive Care Med. 2008;34:1593-9.
23. Huynh TN, Walling AM, Le TX, Kleerup EC, Liu H, Wenger NS. Factors associated with palliative withdrawal of mechanical ventilation and time to death after withdrawal. J Palliat Med. 2013;16(11):1368-74.
24. O'Mahony S, McHugh M, Zallman L, Selwyn P. Ventilator withdrawal: Procedures and outcomes. report of a collaboration between a critical care division and a palliative care service. J Pain Symptom Manage. 2003;26(4):954-961.
25. Campbell ML, Templin T, Walch J. Patients who are near death are frequently unable to self-report dyspnea. J Palliat Med. 2009;12:881-4.

ATUAÇÃO FISIOTERAPÊUTICA NA FASE FINAL DE VIDA

CAPÍTULO 15

Ellen Protzner Morbeck ▪ Tânia Tonezzer

> *"A morte jamais deve representar sofrimento."*
> Elizabeth Kubler-Ross[1]

A assistência especializada em Cuidado Paliativo (CP) é prestada por uma equipe transdisciplinar, pautada nos valores, crenças e na cultura do paciente e da família, com objetivo de controlar sintomas, proporcionando um ambiente em paz, com dignidade humana, respeito e proximidade dos entes queridos.[2]

Desde os anos 2000, indicadores foram validados pela Sociedade Americana de Oncologia Clínica (ASCO) sobre a agressividade do tratamento oncológico de pacientes em fase final de vida. São eles: internação em Unidade de Terapia Intensiva (UTI) nos últimos meses de vida, várias hospitalizações, indicação tardia ou inexistente de CP.[3]

De acordo com a Organização Mundial da Saúde (OMS) (2017)[4] o CP reconhece a morte como processo natural e atua com intervenções proporcionais, promovendo conforto, interação familiar e amenizando o sofrimento.

Outro conceito igualmente importante é sobre o *hospice*. Ele representa um modelo de assistência com base no alívio de sofrimentos físico, psicossocial e espiritual para pacientes com prognóstico de 6 meses de vida. Bylicki *et al.* (2019)[3] demonstram que pacientes que são admitidos em *hospices* até 3 dias antes de morrer são beneficiados com o CP excelente.

> *"A maneira como morre uma pessoa permanece na lembrança daqueles que continuam vivendo."*
> Cicely Saunders

Kubler-Ross (2006),[1] após anos estudando a morte à beira do leito com pacientes em fase final de vida, afirma que os indivíduos doentes sabem quando a morte está se aproximando, e a experiência é a mesma para todos.

O manejo dos sintomas em fase final de vida necessita de equipe integrada, com avaliação minuciosa considerando as particularidades do paciente e família. Sentimentos, como medo, tristeza, angústia, saudades, não podem ser desconsideradas. Além disso, a atuação de um assistente espiritual prioriza os preceitos religiosos, crenças, valores e história de vida do paciente e é importante neste contexto para conforto da família.[5]

Lo Monaco et al. (2019),[2] após realizarem pesquisas com pacientes e familiares, afirmaram que as boas relações humanas deixam os pacientes menos ansiosos no momento da morte e permite paz de espírito para o enfrentamento deste momento, à medida que estão cercados de amor e apoio da família. Ao contrário dos que possuem conflitos em suas relações e desejam morrer mais rápido, pois o sofrimento é insuportável.

Pereira (2018)[5] descreve que a fase final de vida se dá pelo declínio gradual e irreversível das funções fisiológicas antes da morte, a expectativa de vida é de dias ou semanas. Nesta fase é necessário priorizar os desejos, crenças e valores do paciente e família, além de não adotar medidas invasivas e sofrimento. Um plano avançado de cuidado deverá ser desenvolvido e tem como objetivo:[5]

- Melhorar a educação do paciente e da família sobre sua doença, incluindo prognóstico e planos de cuidados alternativos.
- Definir as principais prioridades no cuidado de fim de vida.
- Capacitar a equipe de assistência para atender às preferências e aos valores do paciente.
- Ajudar os pacientes a encontrarem esperança e significado na vida em busca de uma sensação de paz espiritual.
- Fortalecer relacionamentos com seus entes queridos.

Mattos et al. (2018)[6] elucidam que no câncer o declínio funcional é acentuado e perceptível, sendo que alguns fatores contribuem para este decréscimo, dentre eles a ação de citocinas, principalmente as Interleucinas (IL-1 e IL-6) e o fator de necrose tumoral resultam em um aumento do catabolismo, que gera diminuição de energia vital, consequentemente redução de peso e da massa muscular. A evolução desta cascata de eventos é a falência de múltiplos órgãos.

Os principais sintomas, quadro clínico e tratamento não farmacológico nos pacientes oncológicos que se encontram em cuidados de fim de vida estão descritos a seguir:[7-9]

- Alterações cognitivas
  - *Delirium* (hipoativo, hiperativo ou misto) e diminuição do nível de consciência.

- Tratamento: manter o ambiente seguro, sem poluições sonoras ou visuais. Técnicas de relaxamento e apoio emocional.
- Anorexia
  - Ingesta praticamente nula decorrente da diminuição da atividade metabólica.
  - Tratamento: respeitar a autonomia da negação da ingesta oral. Priorizar a hidratação de lábios com gaze molhada.
- Disfunção urinária
  - Retenção ou incontinência que causam desconforto e dor.
  - Tratamento: realizar condutas de alívio, como a retirada de urina retida e a troca de fraldas.
- Dispneia
  - Mudança do padrão respiratório.
  - Tratamento: técnicas de relaxamento, conservação de energia, exercícios respiratórios, apoios psíquico, social e espiritual, posicionamento, ventilação não invasiva após avaliação específica.
  - A ventilação não invasiva em fase final de vida é muito controversa na literatura, e seu uso deve priorizar medidas de alívio de sintomas, tolerância do paciente e a certeza de que não causará prolongamento do sofrimento. É necessária uma avaliação precisa com acompanhamento da equipe e família, para não ser entendida como uma medida fútil.
- Dor
  - É o sintoma mais prevalente no câncer e pode ser exacerbado no paciente em fase final de vida.
  - Tratamento: avaliações diárias, alerta para a equipe, posicionamento adequado e confortável, recursos manuais, como o toque e a massagem. Os recursos manuais, através de seus elementos sensoriais, promovem alterações neuromusculares, glandulares e mentais além de oferecer apoio e demonstração de afeto.
- Fadiga
  - Sensação persistente de cansaço.
  - Tratamento: conservação de energia. Se for desejo de o paciente sair do leito o fisioterapeuta pode incentivar deambulação, cinesioterapia ativa livre, ativa-assistida ou passiva.
- Imobilidade
  - Confinamento no leito decorrente da queda do estado geral. Encontra-se mais fraco, sonolento e apático.
  - Tratamento: mobilização passiva, posicionamento adequado, massagem, relaxamento e musicoterapia.
- Mioclonias
  - Abalos musculares resultantes da neurotoxicidade.

- Tratamento: explicar para a família o que significa e comunicar à equipe o risco de convulsões.
- Sonolência
  - Tratamento: avaliar e reavaliar o surgimento e as medicações.
- Sororoca
  - Também conhecida como "ronco da morte." O nível de consciência diminui no processo de morte ativa, e o paciente evolui para disfagia e incapacidade de mobilizar secreções orais, ficando acumuladas. O ar, ao entrar, se move sobre as secreções acumuladas, e a turbulência produz uma ventilação ruidosa a cada ciclo respiratório. A sororoca vem acompanhada de hipersecreção de vias aéreas, respiração ruidosa e sialorreia. Não está associada à dificuldade respiratória.
  - Tratamento: conforto no local, posicionamento em decúbito lateral ou semiprona, manobras para estímulo de tosse, aspiração cuidadosa e superficial de cavidade oral, explicar o evento aos familiares e acompanhantes, assim como toda a conduta a ser realizada.

CONSIDERAÇÕES FINAIS

Neste contexto de fase final de vida e sofrimento humano é imprescindível que o fisioterapeuta tenha habilidade, experiência e conhecimento técnico científico com base em crenças e valores do paciente e família.

> *"Despratiquei as normas sobre o que é esperado de um paciente em tratamento paliativo, e vivo por aí, a distribuir vida e gratidão pela beleza de mais um dia. Porque no meu último suspiro, meus caros, eu não quero ver reflexo no espelho de dores que não me definem. Quero um filme lindo, de amor e aventura, com o final feliz que eu mereço."*
> Ana Michele Soares[10]

REFERÊNCIAS BIBLIOGRÁFICAS

1. Kubler-Ross E. A morte: um amanhecer. São Paulo: Editora Pensamento-Cultrix; 2006.
2. Lo Monaco M, Mallaci Bocchio R, Natoli G, Scibetta S, Bongiorno T, Argano C, et al. Human relationships in patients' end-of-life: a qualitative study in a hospice ward. Intern Emerg Med. 2020;15(6):975-80.
3. Bylicki O, Didier M, Riviere F, Margery J, Grassin F, Chouaid C. Lung cancer and end-of-life care: a systematic review and thematic synthesis of aggressive inpatient care. BMJ Support Palliat Care. 2019;9(4):413-24.
4. World Health Organization. WHO Definition of Palliative Care. 2017. Disponível em: http://www.who.int/mediacentre/factsheets/fs402/en

5. Pereira FMT. Espiritualidade e oncologia: conceitos e práticas. Rio de Janeiro: Atheneu; 2018.
6. Mattos SL, Azevedo MP, Cardoso MG, Nunes RR (Eds.). Dor e cuidados paliativos. Rio de Janeiro: Sociedade Brasileira de Anestesiologia/SBA, 2018.
7. Antunes BO, Alveno DA. Aspectos práticos do processo reabilitador. In: Cunha TMN, Lucato JJJ. Guia prático de fisioterapia e cuidados paliativos no ambiente hospitalar. Rio de Janeiro: Atheneu; 2017. p. 345-51.
8. Lee CH, Kim JK, Jun HJ, Lee DJ, Namkoong W, Oh JH. Rehabilitation of advanced cancer patients in palliative care unit. Ann Rehabilitation Med. 2018;42(1):166-74.
9. Moritz RD. Cuidados Paliativos nas Unidades de Terapia Intensiva. São Paulo: Editora Atheneu; 2012.
10. Soares AM. Enquanto eu respirar. Rio de Janeiro: Sextante; 2019.

CUIDADOS PALIATIVOS EM ONCOLOGIA PEDIÁTRICA

CAPÍTULO 16

Liliana Yu Tsai

> "Tudo neste mundo tem o seu tempo; cada coisa tem a sua ocasião. Há tempo de nascer e tempo de morrer; tempo de plantar e tempo de arrancar. Há tempo de ficar triste e tempo de se alegrar"
> (Salomão em Eclesiastes 3:1-2, 4a)

O câncer é a primeira causa de morte por doença em crianças e adolescentes no Brasil. A estimativa de sobrevida em crianças com câncer é de 64% no Brasil, ao passo que nos países desenvolvidos esta taxa está em torno de 80%. A taxa média de mortalidade por câncer em crianças na faixa etária entre 0 e 14 anos foi de 32,07 a cada 1 milhão, no ano de 2018, sendo que a faixa etária com a maior taxa média de mortalidade (54,01) foi a que compreendeu adolescentes entre 15 e 19 anos. O principal tipo de câncer que acomete as crianças são os tumores não sólidos, como as leucemias, seguidas pelos tumores de sistema nervoso central e ósseos.[1]

O Cuidado Paliativo (CP) no câncer infantojuvenil pode durar meses a anos, fator dependente de idade, tipo de tumor, comportamento biológico e localização anatômica. De uma forma geral, nesta fase, são relatados sintomas, como: fadiga, dor, dispneia, inapetência, constipação ou diarreia, distúrbio do sono, ansiedade, alteração do humor, edema.[2]

Na equipe multiprofissional, a Fisioterapia pode auxiliar neste período com metas em curto a médio prazos visando a auxiliar na analgesia, mobilidade, locomoção e qualidade de vida. Este cuidado se inicia no diagnóstico e intensifica-se durante o curso de evolução da doença. O ideal é que a criança seja assistida pela equipe de CP durante todo o tratamento e não somente após a notícia da impossibilidade de cura. Este acompanhamento precoce facilita o vínculo, a adesão às terapias propostas e propicia melhora no processo de comunicação com a família e paciente.[3]

LEUCEMIAS

Os CP de crianças e adolescentes com leucemia, seja ela, leucemia linfoide aguda (LLA), leucemia mieloide aguda (LMA) ou leucemia mieloide crônica (LMC) que se apresente refratária ao tratamento e/ou sem doador compatível pode durar meses a anos. Neste período, a Fisioterapia atua de forma preventiva para manutenção ou melhora do condicionamento físico e orientação de suspensão ou atividade individualizada para as aulas de Educação Física. Esta estratégia é importante para prevenção de fadiga oncológica e/ou do sedentarismo e suas comorbidades. As crianças e adolescentes poderão desenvolver atividades de baixo impacto e de média intensidade, contemplando habilidades e competências funcionais que devam ser adquiridas ao longo do desenvolvimento neuropsicomotor da criança.

Aos adolescentes podem-se utilizar aplicativos para exercícios domiciliares, previamente analisados pelo fisioterapeuta, pois o número de repetições e a intensidade do exercício devem ser individualizados.

TUMOR DE SISTEMA NERVOSO CENTRAL (SNC)

Os tumores de SNC podem apresentar características histológicas benignas, contudo, sua localização em estruturas, como o diencéfalo, ponte e bulbo, torna o prognóstico desfavorável, desta forma, desde o início do tratamento oncológico, o plano terapêutico contempla muito da abordagem dos CP. Alguns casos de tumor do SNC podem apresentar histologia benigna, porém, por causa da localização em região responsável pelo controle de funções vitais básicas, a exemplo do diencéfalo, ponte e bulbo, deveriam receber a abordagem de CP desde o início do tratamento oncológico.

O meduloblastoma é a neoplasia do SNC mais comum na infância e apresenta um índice de sobrevida de cerca de 60% em cinco anos. Aproximadamente 40% das crianças poderão apresentar complicações decorrentes da progressão do tumor pela disseminação deste através do líquido cefalorraquidiano e progressão da doença para ossos e medula óssea.[4]

A Fisioterapia atua diretamente nas sequelas e complicações decorrentes da localização do tumor e do tratamento oncológico: cirurgia, quimioterapia e/ou radioterapia. Nos casos incuráveis, o cuidado se intensifica em razão da associação de comorbidades decorrentes do acometimento de outros órgãos e do uso de altas doses de corticosteroides, culminando na síndrome de *Cushing* que conduz o paciente a desenvolver fraqueza muscular generalizada, ganho de peso, afinamento cutâneo e surgimento de estrias, fadiga, osteopenia e outros sintomas.[5] A **Tabela 16-1** apresenta os recursos terapêuticos que podem ser empregados no tratamento dos sintomas e complicações dos tumores de SNC e suas complicações.

Tabela 16-1. Recursos Terapêuticos da Fisioterapia na Assistência às Crianças com Neoplasia de Sistema Nervoso Central Primária e/ou Metastática

Sintomas e déficits	Fisioterapia
Ataxia	Cinesioterapia. Em casos mais graves de ataxia sem controle do tronco para o ortostatismo, deve-se prescrever uma cadeira de rodas para esta fase que pode ser transitória ou permanente
Plegia	Cinesioterapia, bandagem terapêutica, eletroterapia, órtese(s) de posicionamento, prescrição de cadeira de rodas, quando necessário
Lesão de pares cranianos	Fotobiomodulação, eletroterapia, cinesioterapia
Síndrome de *Cushing*	Cinesioterapia. Fotobiomodulação para reparo tecidual[6]
Escoliose	Cinesioterapia e, em alguns casos, prescrição de órtese
Incontinência ou constipação	Cinesioterapia, fotobiomodulação, eletroterapia, *biofeedback*
Alterações sensoriais	Cinesioterapia, orientações

TUMORES ÓSSEOS

O osteossarcoma é o tumor ósseo maligno mais frequente que se dissemina por via hematogênica com metástases pulmonares e, em alguns casos, ósseas. Pacientes com metástases ao diagnóstico apresentam um índice de sobrevida entre 11% e 29% após 5 anos, sendo que, aproximadamente, 10% a 25% dos casos de osteossarcoma têm metástase ao diagnóstico, e 90% destas metástases são pulmonares.[7]

A Fisioterapia atua ao diagnóstico, durante o tratamento oncológico com quimioterapia, após a cirurgia oncológica ortopédica de preservação ou amputação e após a toracotomia.

A Fisioterapia Respiratória inicia-se na Unidade de Terapia Intensiva (UTI) com protocolo estabelecido visando à recuperação cardiorrespiratória e deambulação no terceiro dia. Pacientes amputados e aqueles que fazem uso de muletas (por exemplo, nas cirurgias com enxerto ósseo) devem alcançar o ortostatismo, ainda que não tenham sido liberados para deambulação, e a alta hospitalar em cadeira de rodas até liberação para deambular pela equipe de Cirurgia de Tórax, decorrente da localização da(s) incisão(ões) cirúrgica(s) e o uso de muletas, que podem causar um movimento de cisalhamento na região. A Fisioterapia Respiratória terá sua continuidade na fase de reabilitação ambulatorial.

Tabela 16-2. Recursos Terapêuticos da Fisioterapia na Assistência às Crianças com Tumores Ósseos Primário e/ou Metastático

Sintomas e déficits	Fisioterapia
Dor	Uso de eletroestimulação nervosa transcutânea (TENS), bandagem terapêutica, órtese
Edema	Técnicas de drenagem linfática, orientação de posicionamento, se possível, uso de meia elástica
Limitação de amplitude de movimento (ADM)	Orientação para mobilidade e cinesioterapia para manutenção da ADM
Massa tumoral	Orientação para os cuidados com a pele e posicionamento para prevenir lesão por pressão
Fratura patológica	Uso de dispositivos auxiliares de marcha no caso de fratura do membro inferior; tipoia para membro superior, colete para fratura em coluna lombar. Em caso de compressão medular e paraplegia: uso de cadeira de rodas, cinesioterapia e orientações
Contratura muscular	Massoterapia, uso de órtese de posicionamento
Fraqueza muscular	Cinesioterapia com poucas séries e repetições

Adaptada de Gerber e Binder, 1993.[8]

Mesmo diante de uma amputação de extremidade em paciente com progressão de doença, a reabilitação permanece com os mesmos objetivos, melhora do condicionamento global, dessensibilização do coto, auxílio na dor fantasma e treino para uso de prótese.

Diante de metástase(s) óssea(s) a Fisioterapia auxilia no alívio da dor e orienta quanto às transferências. A progressão tumoral localizada na coluna vertebral pode vir a causar dor e/ou plegia. As condutas nestes casos estão descritas na **Tabela 16-2**.

FASE DE TERMINALIDADE E FASE FINAL DE VIDA

A fase de terminalidade da doença pode durar dias a seis semanas[9] e costuma apresentar exacerbação de sintomas, como fadiga, dor e dispneia.

A dispneia pode ocorrer pelo comprometimento central (tumor do SNC) ou pulmonar (osteossarcoma, Ewing), e a Fisioterapia Respiratória utiliza manobras de higiene brônquica e de técnicas de recrutamento da musculatura cardiorrespiratória com monitorização da saturação e frequência cardíaca.

Nos casos de pacientes com um ou mais dos seguintes sintomas: sialorreia, hipersecreção, disfagia e/ou traqueostomizados precisam que os seus responsáveis estejam orientados e treinados para realizarem a aspiração domiciliar.

Tabela 16-3. Fisioterapia na Fase de Terminalidade da Doença Oncológica na Criança e Adolescente

Sintomas e déficits	Fisioterapia
Síndrome do imobilismo	Cinesioterapia, estimulação sensorial, mudança de decúbito, massoterapia[10]
Dispneia	Oxigenoterapia (caso a dispneia tenha como causa a hipoxemia)
Linfedema	Drenagem linfática manual suave para auxiliar no desconforto e dor do(s) membro(s). Posicionamento

Ao prescrever o uso de cadeira de rodas não se deve esquecer de levar em consideração as medidas do assento, tipo de encosto (fixo ou reclinável), apoio dos pés (altura e/ou elevação), apoio de cervical, local de moradia e condição de transportar a cadeira de rodas no automóvel (cadeira em monobloco, dobrável, adaptada).

A **Tabela 16-3** apresenta a abordagem de alguns sintomas na fase de terminalidade do câncer na população pediátrica.

CONSIDERAÇÕES FINAIS

Cada criança que vem ao mundo é um presente. Durante a assistência a uma criança, uma mãe disse à equipe, após a morte de seu filho: — "Sabe, se Deus me perguntasse se eu queria receber um presente que ficaria comigo por 4 anos, o que eu responderia? Claro que quero!!".

Prezado fisioterapeuta, fazemos parte desta equipe especializada em ajudar no cuidado destes lindos presentes!!

Por fim, enquanto uma criança tiver condições de realizar atividades de acordo com a sua idade, precisamos estimular para que sejam alcançados estes objetivos de médio prazo. Por outro lado, na fase de terminalidade, deve-se auxiliar neste processo com medidas de conforto.

REFERÊNCIAS BIBLIOGRÁFICAS

1. Santos MO. Incidência, Mortalidade e Morbidade Hospitalar por Câncer em Crianças, Adolescentes e Adultos Jovens no Brasil: Informações dos Registros de Câncer e do Sistema de Mortalidade. Rev Bras Cancer. 2018;64(3):439-40.
2. Weaver MS, Heinze KE, Kelly KP, Wiener L, Casey RL, Bell CJ, et al. Palliative Care as a Standard of Care in Pediatric Oncology. Pediatr Blood Cancer. 2015;62(Suppl 5):S829-33.
3. Savio C, Garaventa A, Gremmo M, Camoriano R, Manfredini L, Fieramosca S, et al. Feasibility of integrated home/hospital physiotherapy support for children with cancer. Support Care Cancer. 2007;15(1):101-4.
4. Swaiman K, Ashwal S, Ferriero D, Schor N. Swaiman's pediatric neurology: principles and practice. 5th Ed. New York: Saunders; 2012.

5. Romanholi DJPC, Salgado LR. Síndrome de Cushing Exógena e Retirada de Glicocorticoides. Arq Bras Endocrinol Metab. 2007;51(8):1280-92.
6. Oliveira Brasil AC. Fisioterapia na Síndrome de Cushing. RECCS. 1995;9(8):47-9.
7. Pakos EE, Nearchou AD, Grimer RJ, Koumoullis HD, Abudu A, Bramer JA, et al. Prognostic factors and outcomes for osteosarcoma: An international collaboration. Eur J Cancer. 2009;45(13):2367-75.
8. Gerber LH, Binder H. Rehabilitation of the Child with Cancer. In: Pizzo AP, Poplack DG. Principles and Practice of Pediatric Oncology. 2nd Ed. Philadelphia: JB Lippincott Company; 1993. p. 1082-3.
9. Pizzo PA. Rehabilitation of the Child with Cancer. In: Pizzo PA, Poplack DG. Principles and Practice of Pediatric Oncology. USA: Raven-Publishers; 1997.
10. Genik LM, McMurtry CM, Marshall S, Rapoport A, Stinson J. Massage therapy for symptom reduction and improved quality of life in children with cancer in palliative care: A pilot study. Complement Ther Med. 2020;48:102-263.

ASSISTÊNCIA FISIOTERAPÊUTICA AO CUIDADOR

CAPÍTULO 17

Janete Maria da Silva

O cuidador é um profissional responsável pelo cuidado de uma pessoa adoecida ou com prejuízo funcional que tem como papel facilitar o desempenho de atividades básicas (higiene, alimentação) e instrumentais de vida diária (controlar e administrar medicamentos, acompanhar o paciente em serviços de saúde ou em atividades que lhes tragam sentido de vida).[1,2] O cuidador informal é a pessoa que desenvolve este trabalho de maneira não remunerada, em geral, algum familiar do paciente.[3] O perfil mais comum do cuidador de pacientes oncológicos é ser do gênero feminino; com algum grau de parentesco, a maioria filhos; com idade média de aproximadamente 40 anos, que não escolheram assumir esta função.[4]

A sobrecarga do cuidador é identificada como um estado de intenso desgaste emocional, estresse, fadiga que afeta diretamente as atividades de vida diária, relações sociais, liberdade e equilíbrio mental. Toda esta repercussão advém da influência negativa do cuidado prestado nos aspectos físicos, mentais, interações sociais e economia de sua vida.[5]

A sobrecarga do cuidador tem sido alvo de alguns estudos nos últimos anos, à medida que interfere na tomada de decisões, escolha do local de cuidado na fase final de vida e na decisão por institucionalizar o paciente.[6,7] A autonomia do paciente pode ficar desprotegida quando os cuidadores estão sobrecarregados ou quando o próprio paciente acredita estar provocando sobrecarga para sua família.[8]

O paciente oncológico em Cuidados Paliativos necessitará do suporte de um cuidador, em geral informal, por causa do declínio funcional decorrente do câncer e de seus tratamentos. Todo o cuidado físico, conforme o prejuízo funcional fica mais pronunciado, monitorização de sintomas e gerenciamento das finanças relacionados com a doença do paciente (no caso de cuidadores informais, ou familiares) são papéis assumidos pelo cuidador.[9]

O exercício diário, repetido e prolongado do cuidar (algumas vezes por anos) reflete no aparecimento de diversas disfunções de ordens física, psíquica e social para o cuidador que têm sido descritas na literatura.[4] Os cuidadores que assistem aos pacientes oncológicos têm suas condições socioeconômica, estilo de vida, socialização, custos e produtividades afetadas. Além disto, sofrem de outros fatores de estresse, como terem que mudar de função e emprego para desempenhar o cuidado e interromperem o planejamento de cuidados, ocasionados, muitas vezes, pelas consultas médicas frequentes ou ida aos serviços de saúde para receber o tratamento proposto.[10]

O cuidador informal familiar pode desenvolver sintomas psiquiátricos dada a sobrecarga de atividades executadas pelo indivíduo, gerando a necessidade do uso de medicamentos psicotrópicos que podem comprometer o desempenho do cuidado.[11]

Os profissionais de saúde, incluindo o fisioterapeuta, devem estar preparados para identificar, acolher e encorajar estratégias que minimizem a sobrecarga do cuidador durante todo o processo de cuidado. Os cuidadores precisam de assistência profissional para esclarecer suas dúvidas e ansiedades e de intervenções individualizadas voltadas para suas necessidades de saúde.[1]

A participação direta do paciente na construção do plano de cuidados e de diretivas antecipadas e o encorajamento à comunicação entre profissionais de saúde-cuidadores e pacientes-cuidadores são recomendados para reduzir a sobrecarga imposta pelo cuidado.[8,12]

INTERVENÇÕES FISIOTERAPÊUTICAS PARA MINIMIZAR A SOBRECARGA DO CUIDADOR

A Fisioterapia pode oferecer assistência aos cuidadores durante todo o curso de evolução, inclusive, após o óbito e no processo de luto. Deve-se considerar que muitos cuidadores informais abandonam atividades de lazer para conseguirem oferecer o cuidado e a sobrecarga musculoesquelética que o cuidado de pacientes com alto grau de dependência física gera. As queixas musculoesqueléticas são muito frequentes, e a dor é um sintoma extremamente recorrente nestas pessoas.[13]

Após o falecimento do paciente, estes cuidadores costumam vivenciar dois sofrimentos, a perda de um ente querido e a falta de sentido de vida, à medida que abdicaram de atividades ao longo dos anos para prestarem os cuidados àquele paciente.

Dentro de todo este contexto, o fisioterapeuta pode atuar nas diferentes fases de evolução da doença, tanto com pacientes, quanto com os cuidadores, logo que forem incluídos no suporte assistencial.

Medidas preventivas de estresse do cuidador desde o diagnóstico incluem a comunicação adequada, gradual e honesta acerca da evolução funcional do paciente, apontando para o momento em que a participação do cuidador será necessária. Isto diminui a sensação que o paciente tem de ser um fardo na vida de seus familiares, pois ele compreende que este processo é inevitável.

À proporção que os sintomas surjam ou exacerbem, e o prejuízo funcional aumente, o fisioterapeuta deverá esclarecer sobre os acontecimentos clínicos, orientar e treinar o cuidador para identificar estes sintomas e, dentro do possível, manejá-los não farmacologicamente. A escuta ativa é outro recurso muito importante para permitir que os cuidadores falem abertamente sobre suas dificuldades e dúvidas enquanto cuidam. Esta abordagem pode ser oferecida na modalidade de teleatendimento, pois melhora a aderência, à medida que o paciente permanece sobre o cuidado e vigilância do cuidador durante a consulta e atendimento. É fundamental que o fisioterapeuta esteja atento ao surgimento de disfunções que merecem o acompanhamento de outros profissionais da equipe e, o quanto antes, encaminhe o cuidador para um serviço que ofereça estes cuidados especializados.

O treino de transferências, posicionamento e de estratégias facilitam o cuidado prestado, garantem o bem-estar do paciente, a segurança do cuidado, minimizam o risco de lesões físicas nos pacientes e nos próprios cuidadores durante o desempenho de sua função.

Ainda que assistidos em modalidades não domiciliares de assistência, o fisioterapeuta deve-se preocupar, também, em avaliar o domicílio, identificar riscos potenciais e sugerir adaptações que sobrepujam as barreiras arquitetônicas para o cuidado.

Os sintomas físicos relatados pelos cuidadores podem ser manejados com o uso da vasta quantidade de recursos fisioterapêuticos para controle da dor, do desajuste postural, das lesões relacionadas com o trabalho. A Fisioterapia pode, ainda, utilizar as práticas integrativas e complementares (PICS) para manejar sintomas, tanto dos domínios físico, quanto psíquico (ansiedade, sintomas depressivos) descritos pelos cuidadores. Vale ressaltar que o uso das PICS requer a aquisição do conhecimento de cada técnica pelo profissional.

O impacto negativo na socialização do cuidador pode ser aliviado com a proposta de trabalho em grupos. Nestes grupos, o fisioterapeuta poderá trabalhar vários aspectos, como mobilidade, relaxamentos, alongamentos, além de ter a possibilidade de realizar assistência multidisciplinar ao convidar, ou ser convidado, por outras categorias profissionais que são igualmente importantes para assistência à saúde do cuidador (por exemplo: serviço social, psicologia, terapia ocupacional).

CONSIDERAÇÕES FINAIS

A assistência à saúde do cuidador deve ser uma preocupação do fisioterapeuta paliativista. A Fisioterapia, preferencialmente aliada às outras profissões de saúde, oferece um arsenal de possibilidades terapêuticas ao cuidador, que podem ser implementadas desde o diagnóstico do câncer, até o momento pós-óbito do paciente. Todas as intervenções implementadas devem ser individualizadas e pensadas para facilitar e dar segurança à ocupação do cuidador, melhorar sua sociabilização e dirimir riscos e complicações físicas decorrentes da execução de sua função.

REFERÊNCIAS BIBLIOGRÁFICAS

1. Diniz MAA, Melo BRS, Neri KH, Casemiro FG, Figueiredo LC, Gaioli CCLO, et al .Comparative study between formal and informal caregivers of older adults. Cien Saude Colet. 2018;23(11):3789-98.
2. Couto AM, Castro EAB, Caldas CP. Vivências de ser cuidador familiar de idosos dependentes no ambiente domiciliar. Rev Rene. 2016;7(1):76-85.
3. Rodríguez-González AM, Rodríguez-Míguez E, Duarte-Pérez A, Díaz-Sanisidro E, Barbosa-Álvarez Á, Clavería A. Estudio observacional transversal de la sobrecarga en cuidadoras informales y los determinantes relacionados con la atención a las personas dependientes. Aten Primaria. 2017;49(3):156-65.
4. Araújo LZS, Araújo CZS, Souto AKBA, Oliveira MS. Cuidador principal de paciente oncológico fora de possibilidade de cura, repercussões deste encargo. Rev Bras Enferm. 2009;62(1):32-7.
5. Torres-Avendaño B, Agudelo-Cifuentes MC, Pulgarin-Torres AM, Berbesi-Fernández DY. Factores asociados a la sobrecarga en el cuidador primario. Medellín, 2017. Univ. Salud. 2018;20(3):261-9.
6. Caron CD, Ducharme F, Griffith J. Deciding on institutionalization for a relative with dementia: the most difficult decision for caregivers. Can J Aging. 2006;25(2):193-205.
7. Park M, Butcher HK, Maas ML. A thematic analysis of Korean family caregivers' experiences in making the decision to place a family member with dementia in a long-term care facility. Res Nurs Health. 2004;27(5):345-56.
8. Lee JE, Shin DW, Cho J, Yang HK, Kim SY, Yoo HS, et al. Caregiver burden, patients' self-perceived burden, and preference for palliative care among cancer patients and caregivers. Psychooncology. 2015;24(11):1545-51.
9. Song JI, Shin DW, Choi JY, Kang J, Baik YJ, Mo H, et al. Quality of life and mental health in family caregivers of patients with terminal cancer. Support Care Cancer. 2011;19(10):1519-26.
10. Bello Carrasco LM, Leon Zambrano GA, Covena Bravo MI. Factores que predominan sobrecarga en el cuidador formal e informal geriátrico con déficit de autocuidado. Universidad y Sociedad, Cienfuegos. 2019;11(5):385-95.
11. Olanda KKR, Passos XS, Dias CS. Perfil das morbidades dos cuidadores informais de idosos com Alzheimer. J Health Sci. 2015;33(1):83-8.
12. Akazawa T, Akechi T, Morita T, Miyashita M, Sato K, Tsuneto S, et al. Self-perceived burden in terminally ill cancer patients: a categorization of care strategies based on bereaved family members' perspectives. J Pain Symptom Manage 2010;40(2):224-34.
13. Melo TM, Rodrigues IG, Schimidt DRC. Caracterização dos cuidadores de pacientes em Cuidados Paliativos no domicílio. Rev Bras Cancerol. 2009;55(4):365-74.

ANEXOS

Anexo 1. *Palliative Performance Scale* (PPS)

%	Deambulação	Atividade e evidência da doença	Autocuidado	Ingesta	Nível da Consciência
100	Completa	Atividade normal com esforço; alguma evidência de doença	Completo	Normal	Completa
90	Completa	Atividade normal com esforço; alguma evidência de doença	Completo	Normal	Completa
80	Completa	Atividade normal com esforço; alguma evidência de doença	Completo	Normal ou reduzida	Completa
70	Reduzida	Incapaz para o trabalho; doença significativa	Completo	Normal ou reduzida	Completa
60	Reduzida	Incapaz para *hobbies*/trabalho doméstico. Doença significativa	Assistência ocasional	Normal ou reduzida	Completa ou períodos de confusão
50	Maior parte de tempo sentado ou deitado	Incapacitado para qualquer trabalho; doença extensa	Assistência considerável	Normal ou reduzida	Completa ou períodos de confusão

%	Deambulação	Atividade e evidência da doença	Autocuidado	Ingesta	Nível da Consciência
40	Maior parte do tempo acamado	Incapaz para a maioria das atividades. Doença extensa	Assistência quase completa	Normal ou reduzida	Completa ou sonolência +/– confusão
30	Totalmente acamado	Incapaz para qualquer atividade. Doença extensa	Dependência completa	Normal ou reduzida	Completa ou sonolência +/– confusão
20	Totalmente acamado	Incapaz para qualquer atividade. Doença extensa	Dependência completa	Mínima a pequenos goles	Completa ou sonolência +/– confusão
10	Totalmente acamado	Incapaz para qualquer atividade. Doença extensa	Dependência completa	Cuidados com a boca	Completa ou sonolência +/– confusão
0	Morte	-	-	-	-

Fonte: Victoria Hospice. A Escala de Desempenho em Cuidados Paliativos versão 2 (EDCP v2). Tradução brasileira para a língua portuguesa. Disponível em: https://victoriahospice.org/wp-content/uploads/2019/07/pps_-_portuguese_brazilian_-_sample.pdf

Anexo 2. Escala de Karnofsky (KPS)

%	Significado
100	Normal, nenhuma queixa, nenhuma evidência de doença
90	Capaz de continuar atividade normal, pequenos sintomas
80	Atividade normal com esforço, alguns sintomas
70	Cuidados para si, incapaz de continuar sua atividade normal
60	Requer ajuda ocasional, cuidados para as maiorias das necessidades
50	Requer ajuda considerável e cuidado frequente
40	Incapacitado, requer cuidado especial e ajuda
30	Severamente incapacitado, hospitalizado, morte não iminente
20	Muito doente, precisa de cuidado intensivo
10	Moribundo, processo de fatalidade progredindo rapidamente
0	Morte

Fonte: Karnofsky, Abelmann WH, Craver LF, Burchenal JH. The use of the nitrogen mustrads in the palliative treatment of carcinoma – with particular reference to bronchogenic carcinoma. Cancer 1948;1(4):34-56.

Anexo 3. *Eastern Cooperative Oncology Group Performance Status* (ECOG- PS)

Número	Condição funcional
0	Completamente ativo; capaz de realizar todas as suas atividades sem restrição
1	Restrição a atividades físicas rigorosas; é capaz de trabalhos leves e de natureza sedentária
2	Capaz de realizar todos os autocuidados, mas incapaz de realizar qualquer atividade de trabalho; em pé aproximadamente 50% das horas em que o paciente está acordado
3	Capaz de realizar somente autocuidados limitados, confinado ao leito ou cadeira mais de 50% das horas em que o paciente está acordado
4	Completamente incapaz de realizar autocuidados básicos, totalmente confinado ao leito ou à cadeira
5	Morte

Fonte: Oken MM, Creech RH, Tormey DC, Horton J, Davis TE, McFadden ET, et al. Toxicity and response criteria of the Eastern Cooperative Oncology Group. Am J Clin Oncol 1982;5(6):649-55.

Anexo 4. *Edmonton Symptom Assessment System* (ESAS)

Avaliação de sintomas:		
Paciente: Registro:		
Preenchido por: Data:		
Por favor, circule o nº que melhor descreve a intensidade dos seguintes sintomas neste momento (também pode-se perguntar a média durante as últimas 24 horas).		
Sem dor	0 – 1 – 2 – 3 – 4 – 5 – 6 – 7 – 8 – 9 – 10	Pior dor possível
Sem cansaço	0 – 1 – 2 – 3 – 4 – 5 – 6 – 7 – 8 – 9 – 10	Pior cansaço possível
Sem náusea	0 – 1 – 2 – 3 – 4 – 5 – 6 – 7 – 8 – 9 – 10	Pior náusea possível
Sem depressão	0 – 1 – 2 – 3 – 4 – 5 – 6 – 7 – 8 – 9 – 10	Pior depressão possível
Sem ansiedade	0 – 1 – 2 – 3 – 4 – 5 – 6 – 7 – 8 – 9 – 10	Pior ansiedade possível
Sem sonolência	0 – 1 – 2 – 3 – 4 – 5 – 6 – 7 – 8 – 9 – 10	Pior sonolência possível
Muito bom apetite	0 – 1 – 2 – 3 – 4 – 5 – 6 – 7 – 8 – 9 – 10	Pior apetite possível
Sem falta de ar	0 – 1 – 2 – 3 – 4 – 5 – 6 – 7 – 8 – 9 – 10	Pior falta de ar possível
Melhor sensação de bem-estar possível	0 – 1 – 2 – 3 – 4 – 5 – 6 – 7 – 8 – 9 – 10	Pior sensação de bem-estar possível
Muito bom sono	0 – 1 – 2 – 3 – 4 – 5 – 6 – 7 – 8 – 9 – 10	Pior sono possível

Fonte: Manfredini LL. Tradução e validação da Escala de Avaliação de Sintomas de Edmonton (ESAS) em pacientes com câncer avançado. Dissertação (Mestrado em Oncologia). São Paulo: Hospital do Câncer de Barretos; 2014. p. 168.

Anexo 5. *European Organization for Research and Treatment of Cancer Quality of Life Questionnaire Core 15 PAL (EORTC QLQ-C15-PAL)*

EORT QLQ-C15-PAL (version)

Gostaríamos de conhecer alguns pormenores sobre si e a sua saúde. Por favor responda você mesmo(a) a todas as perguntas fazendo um círculo à volta do número que melhor se aplica ao seu caso. Não há respostas certas nem erradas. A informação fornecida é estritamente confidencial.

Escreva as iniciais do seu nome:

A data de nascimendo (dia, mês, ano):

A data de hoje (dia, mês, ano):

	Não	Um pouco	Bastante	Muito
1. Custa-lhe dar um **pequeno** passeio a pé, fora de casa?	1	2	3	4
2. Precisa ficar na cama ou numa cadeira durante o dia?	1	2	3	4
3. Precisa que o ajudem a comer, a vestir-se, a lavar-se ou a ir a casa de banho?	1	2	3	4
Durante a última semana:	**Não**	**Um pouco**	**Bastante**	**Muito**
4. Teve falta de ar?	1	2	3	4
5. Teve dores?	1	2	3	4
6. Teve dificuldade em dormir?	1	2	3	4
7. Sentiu-se fraco(a)?	1	2	3	4
8. Teve falta de apetite?	1	2	3	4
9. Teve enjoos?	1	2	3	4

Durante a última semana:	Não	Um pouco	Bastante	Muito
10. Teve prisão de ventre?	1	2	3	4
11. Sentiu-se cansado(a)?	1	2	3	4
12. As dores perturbaram as suas atividades diárias?	1	2	3	4
13. Sentiu-se tenso(a)?	1	2	3	4
14. Sentiu-se deprimido(a)?	1	2	3	4

Na seguinte pergunta faça um círculo à volta do número, entre 1 e 7, que melhor se aplica ao seu caso.

15. Como classificaria a sua **qualidade de vida** global durante a última semana?

   1   2   3   4   5   6   7

Péssima   Ótima

© Copyright 1995 and 2005 EORTC Quality of Life Group. Todos os direitos reservados. Version 1.
Fonte: http://qol.eortc.org Acessado em 02/02/2020, permissão para uso enviada por e-mail em 03/02/2020.

Anexo 6. Pictograma da Fadiga

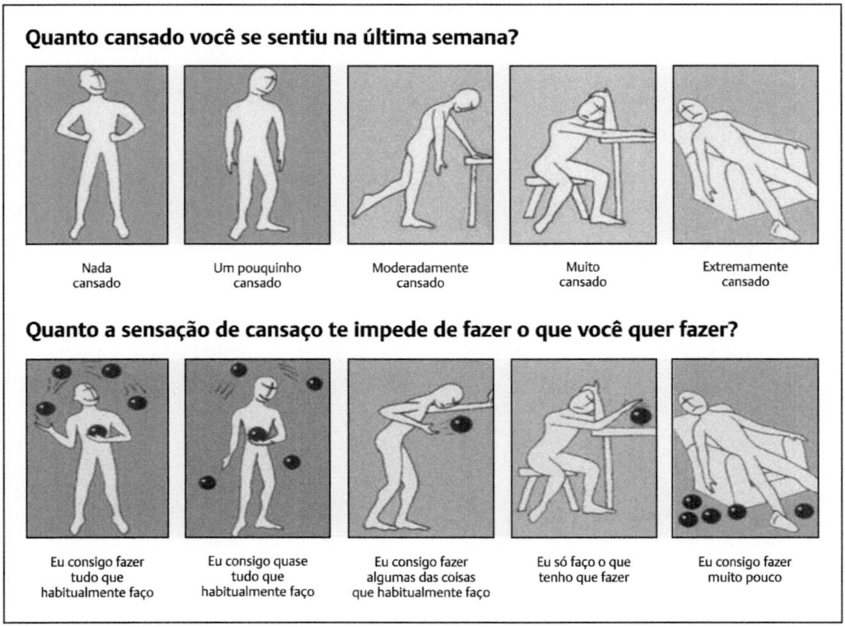

Quanto cansado você se sentiu na última semana?

| Nada cansado | Um pouquinho cansado | Moderadamente cansado | Muito cansado | Extremamente cansado |

Quanto a sensação de cansaço te impede de fazer o que você quer fazer?

| Eu consigo fazer tudo que habitualmente faço | Eu consigo quase tudo que habitualmente faço | Eu consigo fazer algumas das coisas que habitualmente faço | Eu só faço o que tenho que fazer | Eu consigo fazer muito pouco |

Fonte: Borges JA, Quintão MMP, Chermont SSMC, Mendonça Filho HTF, Mesquita ET. Fatigue: A complex symptom and its impact on cancer and heart failure. Int J Cardiovasc Sci 2018;31(4):433-42.

Anexo 7. Escala Visual Analógica

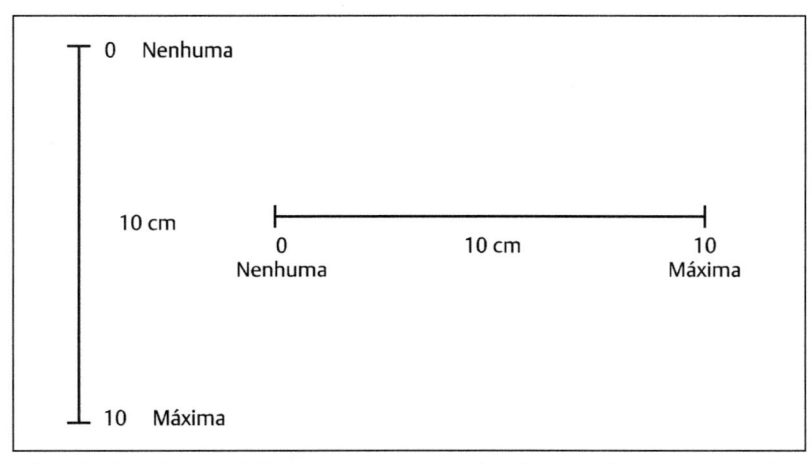

0 Nenhuma

10 cm

0 10 cm 10
Nenhuma Máxima

10 Máxima

Adaptado de: Gift AG. Validation of a vertical visual analogue scale as a measure of clinical dyspnea. Rehabil Nurs 1989;14(6):323-5.

Anexo 8. Escala de Classificação Numérica

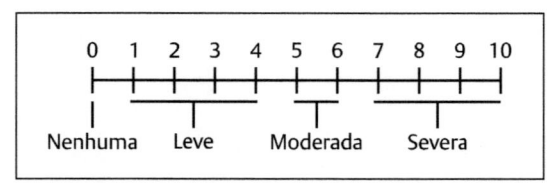

```
0  1  2  3  4  5  6  7  8  9  10
├──┼──┼──┼──┼──┼──┼──┼──┼──┼──┤
  Nenhuma    Leve    Moderada    Severa
```

Adaptado de: Gift AG, Narsavage G. Validity of the numeric rating scale as a measure of dyspnea. Am J Crit Care 1998;7:200-4.

Anexo 9. Escala de Borg Modificada

0	Nenhuma
0,5	Muito, muito leve
1	Muito leve
2	Leve
3	Moderada
4	Pouco intensa
5	Intensa
6	
7	Muito intensa
8	
9	Muito, muito intensa
10	Máxima

Fonte: Cavalcante TMC, Diccini S, Barbosa DA, Bittencourt ARC. Uso da escala modificada de Borg na crise asmática. Acta Paul Enferm 2008;21(3):466-73.

Anexo 10. Escala de Dispneia do Medical Research Councill (MRC) e MRC Modificada

Classificação		Característica
MRC	mMRC	
Grau 1	0	Dispneia surge apenas quando realiza exercícios físicos intensos
Grau 2	1	Dispneia surge quando caminha de maneira apressada no plano ou quando sobe escada ou rampa
Grau 3	2	Anda mais devagar no plano do que pessoas da mesma idade em decorrência da dispneia, ou precisa parar para respirar mesmo andando devagar
Grau 4	3	Após andar menos de 100 metros ou alguns minutos no plano, tem de parar para respirar
Grau 5	4	Dispneia impede que saia de sua casa ou surge quando está se vestindo

Fonte: Kovelis D, Segretti NO, Probst VS, Lareau SC, Brunetto AF, Pitta F. Validação do Modified Pulmonary Functional Status and Dyspnea Questionnaire e da escala do Medical Research Council para o uso em pacientes com doença pulmonar obstrutiva crônica no Brasil. J Bras Pneumol 2008;34(12):1008-18.

Anexo 11. Escala de Ansiedade e Depressão Hospitalar – HADS

Assinale com "X" a alternativa que melhor descreve sua resposta a cada questão.
1. Eu me sinto tensa(o) ou contraída(o): ( ) a maior parte do tempo [3] ( ) boa parte do tempo [2] ( ) de vez em quando [1] ( ) nunca [0]
2. Eu ainda sinto que gosto das mesmas coisas de antes: ( ) sim, do mesmo jeito que antes [0] ( ) não tanto quanto antes [1] ( ) só um pouco [2] ( ) já não consigo ter prazer em nada [3]
3. Eu sinto uma espécie de medo, como se algum coisa ruim fosse acontecer: ( ) sim, de jeito muito forte [3] ( ) sim, mas não tão forte [2] ( ) um pouco, mas isso não me preocupa [1] ( ) não sinto nada disso [0]
4. Dou risada e me divirto quando vejo coisas engraçadas: ( ) do mesmo jeito que antes [0] ( ) atualmente um pouco menos [1] ( ) atualmente bem menos [2] ( ) não consigo mais [3]
5. Estou com a cabeça cheia de preocupações: ( ) a maior parte do tempo [3] ( ) boa parte do tempo [2] ( ) de vez em quando [1] ( ) raramente [0]
6. Eu me sinto alegre: ( ) nunca [3] ( ) poucas vezes [2] ( ) muitas vezes [1] ( ) a maior parte do tempo [0]
7. Consigo ficar sentado à vontade e me sentir relaxado: ( ) sim, quase sempre [0] ( ) muitas vezes [1] ( ) poucas vezes [2] ( ) nunca [3]
8. Eu estou lenta(o) para pensar e fazer coisas: ( ) quase sempre [3] ( ) muitas vezes [2] ( ) poucas vezes [1] ( ) nunca [0]

9. Eu tenho uma sensação ruim de medo, como um frio na barriga ou um aperto no estômago: ( ) nunca [0] ( ) de vez em quando [1] ( ) muitas vezes [2] ( ) quase sempre [3]
10. Eu perdi o interesse em cuidar da minha aparência: ( ) completamente [3] ( ) não estou mais me cuidando como eu deveria [2] ( ) talvez não tanto quanto antes [1] ( ) me cuido do mesmo jeito que antes [0]
11. Eu me sinto inquieta(o), como se eu não pudesse ficar parada(o) em lugar nenhum: ( ) sim, demais [3] ( ) bastante [2] ( ) um pouco [1] ( ) não me sinto assim [0]
12. Fico animada(o) esperando as coisas boas que estão por vir: ( ) do mesmo jeito que antes [0] ( ) um pouco menos que antes [1] ( ) bem menos do que antes [2] ( ) quase nunca [3]
13. De repente, tenho a sensação de entrar em pânico: ( ) a quase todo momento [3] ( ) várias vezes [2] ( ) de vez em quando [1] ( ) não senti isso [0]
14. Consigo sentir prazer quando assisto a um bom programa de televisão, de rádio ou quando leio alguma coisa: ( ) quase sempre [0] ( ) várias vezes [1] ( ) poucas vezes [2] ( ) quase nunca [3]

RESULTADO DO TESTE OBSERVAÇÕES: Ansiedade: [ ] questões (1,3,5,7,9,11,13) Depressão: [ ] questões (2,4,6,8,10,12 e 14)	**ESCORE:** 0 – 7 pontos: improvável 8 – 11 pontos: possível – (questionável ou duvidosa) 12 – 21 pontos: provável

Adaptado de: Botega NJ, Bio MR, Zomignani MA, Garcia JRC, Pereira WAB. Transtornos do humor em enfermaria de clínica médica e validação de escala de medida (HAD) de ansiedade e depressão. Revista de Saúde Pública 1995;29(5):355-63.

Anexo 12. Questionário de Qualidade de Vida – SF12

Este questionário busca compreender a sua opinião em relação à sua saúde. Essas informações irão ajudar a avaliar como você se sente e o quão bem você está em relação às suas atividades diárias. Por favor, responda cada pergunta selecionando a resposta mais apropriada. Se você não tiver certeza sobre como responder à pergunta, por favor, dê a resposta que mais se aproxima do que você pensa.

1. Em geral, você diria que sua saúde é:

1	2	3	4	5
Excelente	Muito boa	Boa	Ruim	Muito ruim

2. Os seguintes itens são sobre as atividades que você poderia fazer atualmente durante um dia comum. **Devido à sua saúde,** você tem dificuldade para fazer essas atividades? Neste caso, quanto?

ATIVIDADES	Sim. Dificulta muito	Sim. Dificulta um pouco	Não. Não dificulta de modo algum
a. **Atividades moderadas,** tais como mover uma mesa, passar aspirador de pó, jogar bola, varrer a casa.	1	2	3
b. **Subir** vários lances de escada.	1	2	3

3. Durante as **últimas 4 semanas,** quanto tempo você teve algum dos seguinites problemas com seu trabalho ou com alguma atividade diária regular, **como consequência da sua saúde física?**

	Todo o tempo	A maior parte do tempo	Alguma parte do tempo	Uma pequena parte do tempo	Nenhuma parte do tempo
a. Realizou menos tarefas do que você gostaria?	1	2	3	4	5
b. Esteve limitado no seu tipo de trabalho ou outras atividades?	1	2	3	4	5

4. Durantes as **últimas 4 semanas**, quanto do tempo você teve algum dos seguintes problemas com seu trabalho ou outra atividade regular diária, **como consequência de algum problema emocional** (por exemplo, sentir-se deprimido ou ansioso?)?

	Todo o tempo	A maior parte do tempo	Alguma parte do tempo	Uma pequena parte do tempo	Nenhuma parte do tempo
Realizou menos tarefas do que você gostaria?	1	2	3	4	5
Não trabalhou ou não fez qualquer das atividades com tanto cuidado com geralmente faz?	1	2	3	4	5

5. Durante as últimas 4 semanas, quanto a dor interferiu com seu trabalho normal (incluindo tanto o trabalho, fora de casa e dentro de casa)?

Todo o tempo	A maior parte do tempo	Alguma parte do tempo	Uma pequena parte do tempo	Nenhuma parte do tempo
1	2	3	4	5

6. Estas questões são sobre como você se sente e como tudo tem acontecido com você durante as **últimas 4 semanas**. Para cada questão, por favor, dê uma resposta que mais se aproxime da maneira como você se sente. Em relação **às últimas 4 semanas**:

	Todo o tempo	A maior parte do tempo	Alguma parte do tempo	Uma pequena parte do tempo	Nenhuma parte do tempo
a. Quanto tempo você tem se sentido calmo ou tranquilo?	1	2	3	4	5
b. Quanto tempo você tem se sentido com muita energia?	1	2	3	4	5
c. Quanto tempo você tem se sentido desanimado e abatido?	1	2	3	4	5

7. Durante as **últimas 4 semanas**, quanto do seu tempo a sua saúde física ou problemas emocionais interferiram com suas atividades sociais (como visitar amigos, parentes, etc)?

Todo o tempo	A maior parte do tempo	Alguma parte do tempo	Uma pequena parte do tempo	Nenhuma parte do tempo
1	2	3	4	5

Fonte: Damásio BF, Andrade TF, Koller, SH. Psychometric properties of the Brazilian 12-Item Short-Form Health Survey Version 2 (SF-12v2). Paidéia (Ribeirão Preto) 2015;25(60):29-37.

Anexo 13. Escala de Observação do Desconforto Respiratório

Variável	0 pontos	1 ponto	2 pontos	Total
Frequência cardíaca	< 90 bpm	90 - 109 bpm	≥ 110 bpm	
Frequência respiratória	≤ 18 rpm	19 - 30 rpm	> 30 rpm	
Inquietação	Nenhuma	Ocasional, movimentos leves	Movimentos frequentes	
Padrão de respiração paradoxal	Nenhum		Presente	
Uso musculatura acessória	Ligeiro		Pronunciado	
Grunhido no final da expiração	Nenhum		Presente	
Batimento de asa de nariz	Nenhum		Presente	
Olhar de medo	Nenhum		Olhos bem abertos, músculos faciais tensos, sobrancelha franzida, boca aberta, dentes juntos	
Total				

Fonte: Adaptado de Campbell ML, Templin TN. Intensity cut-points for the Respiratory Distress Observation Scale. Palliat Med 2015;29(5):436-42.

ÍNDICE REMISSIVO

Entradas acompanhadas por um *f* ou **t** em itálico e negrito, respectivamente, indicam figuras e tabelas.

A

Academia Nacional de Cuidados Paliativos (ANCP), 5, 21
Acupuntura
 no tratamento da dor, 65
Agência Nacional de Vigilância Sanitária, 87
Alterações
 cognitivas, 128
Anexos, 143
 Eastern Cooperative Oncology Group Performance Status (ECOG-OS), 146
 Edmonton Sympton Assessment System (ESAS), 147
 Escala de Borg Modificada, 153
 Escala de classificação Numérica, 152
 Escala de Ansiedade e Depressão Hospitalar, 155
 Escala de Dispneia, 154
 Escala de Karnofsky, 145
 Escala de Observação do Desconforto Respiratório, 160
 Escala Visual Analógica, 151
 European Organization, 148
 Palliative Performance Scale (PPS), 143
 Pictograma da Fadiga, 150
 Questionário de Qualidade de Vida, 157
Atividades básicas
 e instrumentais, 11
Atuação fisioterapêutica
 na fase final de vida, 127

B

Barreiras
 ao processo de comunicação, 28
Benzodiazepínicos
 na dispneia, 51
Bioética
 nos cuidados paliativos, 5
Biofotomodulação, 65
 no tratamento da dor, 65
Biografia
 no paciente oncológico, 11

C

Câncer
 infantojuvenil, 133
Caquexia, 99
Código de Ética Médica, 5
Colégio Americano de Medicina, 98
Comunicação de notícias difíceis, 25
 pelo fisioterapeuta, 27
 possíveis barreiras
  ao processo de comunicação, 28
 protocolos
  que norteiam a comunicação em saúde,, 30
 quais as características que os pacientes valorizam
  na comunicação, 30
 vantagens
  de uma comunicação bem conduzida, 29

Conselho Federal de Medicina, 118
Corticosteroides
  na dispneia, 51
Cuidador
  assistência fisioterapêutica ao, 139
    informal familiar, 140
    intervenções, 140
    sintomas físicos, 141
    sobrecarga do, 139
Cuidados paliativos
  avaliação dos pacientes em, 9
    avaliação dos sintomas, 14
    avaliação funcional, 11
    biografia, 11
    evolução da doença
      e tratamento realizado, 11
    prognóstico, 14
    qualidade de vida, 16
  comunicação de notícias difíceis em, 26
  em oncologia pediátrica, 133
  introdução aos, 1
    critérios de elegibilidade para, 4
      qual fase da doença, 4
      qual sua funcionalidade atual, 4
      quem é o paciente, 4
    definição, 1, 2
    história, 1
    princípios, 3
  legislação profissional
    e bioética, 5
  objetivos do, 2
  oncológicos
    principais sintomas em, 35, **36t-37t**
  peculiaridades
    do exercício físico em, 97
  práticas integrativas e
    complementares em saúde em, 75
  sofrimento humano, 7
  ventilação mecânica
    invasiva, 109
    não invasiva em, 109

D
Declaração Universal dos Direitos
    Humanos, 6
  da Bioética e, 6
    princípios da, 6

Desmame
  terminal, 119
Diagrama de Abordagem
  Multidimensional, 21, *21f*
Dispneia
  classificação da, 47
  manejo da
    recursos terapêuticos para o, 45
      avaliação 47
      etiologia, 46
        causa, 46
          em paciente com câncer, 48
      fisiopatologia, 46
        mecanismos da, 47
      medidas gerais de tratamento, 50
      tratamento
        farmacológico, 51
        não farmacológico, 52
Dispositivos
  de auxílio, 55
Distanásia, 6
  definição, 6
Diuréticos
  na dispneia, 51
Dor
  manejo da
    recursos terapêuticos para o, 63
      componentes da, 64
      efeitos colaterais, 65
      mecanismos da dor oncológica, 64
      tipos de, 64
        neuropática, 64
          central, 64
          periférica, 64
        nociceptiva, 64
          somática, 64
          visceral, 64
      tratamentos
        farmacológicos da, 65
          efeitos colaterais dos, 65
          modalidades e métodos, 65
          objetivos, 65

E
Escala
  da ECOG, 13
  de Avaliação de Sintomas de
    Edmonton (ESAS), 41
  de Karnofsky, 12

Estudo retrospectivo de
   Prater, 20
Eutanásia, 6
   definição, 6
Exercício físico
   peculiaridades do
      nos cuidados paliativos, 97
Extubação
   paliativa, 117
      estratégias, 117
         desmame terminal, 119
         extubação imediata, 119
      etapas, 120
         cuidados após o
            procedimento, 121
         cuidados durante o
            procedimento, 121
         preparo e cuidados, 120
      fluxograma da, 123
      processo de, 117
         fatores, 117

F
Fadiga oncológica
   recursos terapêuticos
      no manejo da, 39
         avaliação, 40
         etiologia, 40
         pictograma da, 40
         tratamento, 41
Fisioterapia
   comunicação de notícias difíceis
      pelo, 27
   cuidados paliativos na, 1
   respiratória, 135
      metástases ósseas, 136

I
Índice Prognóstico Paliativo, **15t**
Instituto Nacional de Câncer (INCA), 31
Intervenções
   psicoterapêuticas, 57

K
Karnofsky
   escala de, 12, 110

L
Legislação profissional
   nos cuidados paliativos, 5
Leucemias, 134
   mieloide
      aguda, 134
Linfedema
   benigno, 69
   maligno
      recursos terapêuticos para o
         manejo do, 69, 70f, 71f
      avaliação, 69
      causas, 69
      classificação, 69
      definição, 69
      inspeção
         e palpação, 69
      tratamento, 72
         autobandagem, 73
         fotobiomodulação, 73
         guia de boas práticas, 72

M
Manual de Cuidados Paliativos, 21
Medicina tradicional e complementar, 76
Meduloblastoma, 134
Mistanásia, 6
   definição, 6
Mobilização
   sistêmica, 55
Movimento *Hospice* Moderno, 1, 2

O
Oncologia
   cuidados paliativos na, 1
   pediátrica
      cuidados paliativos em, 133
         fase de terminalidade
         e fase final de filtro
            leucemias, 134
            tumor de sistema nervoso
               central, 134
            tumores ósseos, 135
Opioides
   na dispneia, 51

Organização Mundial da Saúde, 2, 16, 75, 127
Ortostatismo, 54
Ortotanásia, 5, 119
   definição, 5
Osteossarcoma, 135
Oxigenoterapia, 103
   administração, 105
   benefícios, 105
   causas
      subjacentes, 103
   definição, 10
   indicação, 103
   na dispneia, 52
   paliativa, 105, 106

P

Paciente
   oncológico
      avaliação do
         aspectos relevantes
            da avaliação do, **10t**
Pictograma
   da fadiga, 40
Plano de cuidados, 19
   objetivo de cuidados, 19
   definição, 19
   elaboração do, 19
Plantas
   medicinais
      efeitos adversos, **88t-90t**
      indicações, **88t-90t**
Política Nacional de Humanização da Atenção e da Gestão, 31
Prater
   estudo retrospectivo de, 20
Práticas
   integrativas
      e complementares (PICS), 57
      em saúde
         em cuidados paliativos, 75, 82
            definição, 75
            fontes seguras
               e informações, 90
            modalidades, 77
            incorporadas
               ao SUS, **78t-82t**

   políticas de saúde pública, 76
   recomendações
      para o uso, **84t-86t**
      segurança, 86
Protocolos SPIKES, 30

Q

Qualidade de vida, 16
   avaliação da, 16

R

Reabilitação
   pulmonar, 55
Recursos terapêuticos
   para o manejo da dor, 63
   para o manejo do linfedema maligno, 69

S

Saúde
   Integrativa, 76
Sociedade Americana da Dor, 66
Sociedade Americana de Hematologia, 41
Sociedade Americana de Oncologia Clínica (ASCO), 39, 127
Sociedade de Oncologia Integrativa (SIO), 83
Sofrimento
   humano, 7
      avaliação do, 7
      definição do, 7
      tratamento do, 7
SPIKES
   protocolo, 30
   seis passos do, **31t**
Suporte
   educacional, 53

T

Técnicas
   de conservação de energia, 56
   respiratórias
      e posicionamento, 53
Termoterapia
   superficial, 66
Trajetória
   funcional
      do paciente oncológico, 12, *12f*

ÍNDICE REMISSIVO

Tumor
  de sistema nervoso central (SNC), 134
    características, 134
    fisioterapia, 134
    sintomas, **135t**
  fase de terminalidade
    e fase final, 136
  ósseos, 135

U
UNESCO
  Conferência Geral da, 6
Unidade de Terapia Intensiva (UTI), 117

V
Ventilação mecânica
  avaliação prognóstica, 110
  benefícios da, 113
  critérios de não elegibilidade, **110t**
  definição, 109
  falha na
    fatores de risco para, 111
  invasiva, 109
  não invasiva (VMNI), 55, 109
    indicação para, 55
  situações específicas para uso da, **112t**
Ventilador
  portátil, 53
Vida
  fase final da
    atuação fisioterapêutica na, 127
      alterações cognitivas, 128
      manejo dos sintomas, 128
      tratamento, 130